DITE

FIÈVRE PUERPÉRALE

LETTRES

ADRESSÉES

A Monsieur le Professeur TROUSSEAU,

PROFESSEUR A LA FACULTÉ DE MÉDECINE DE PARIS, MÉDECIN DE L'HÔTEL-DIEU, ETC.

ÉTUDES SUR LA MALADIE

DITE

FIÈVRE PUERPÉRALE

LETTRES

ADRESSÉES

à Monsieur le Professeur TROUSSEAU,

PROFESSEUR A LA FACULTÉ DE MÉDECINE DE PARIS, MÉDECIN DE L'HÔTEL-DIEU, ETC.,

PAR J. BÉHIER,

Médecin de l'hôpital Beaujon,
Professeur agrégé à la Faculté de médecine de Paris, etc., etc.

> « Je me demande si…. il ne convient pas de savoir s'il y a
> » une fièvre puerpérale ? Pour ma part,…. je ne crois pas à son
> » existence. »
> (**Trousseau**, *Discours à l'Acad., séance du 16 mars 1858.*)

PARIS

AUX BUREAUX DE L'UNION MÉDICALE,

56, RUE DU FAUBOURG-MONTMARTRE,

ET CHEZ LABÉ, LIBRAIRE-ÉDITEUR, 23, PLACE DE L'ÉCOLE-DE-MÉDECINE.

1858

Publications de l'Union Médicale, Mars, Avril, Mai et Juin 1858.

LETTRES

SUR

LA MALADIE DITE FIÈVRE PUERPÉRALE.

A Monsieur le Professeur TROUSSEAU,

PROFESSEUR A LA FACULTÉ DE MÉDECINE DE PARIS, MÉDECIN DE L'HÔTEL-DIEU, ETC.

Première Lettre.

Bien cher maître,

Ce qui suit est le résumé d'un travail que je me propose de publier un jour d'une façon plus complète. Bien qu'il ait été commencé en 1854 et continué depuis sans interruption; bien que les faits sur lesquels il est basé soient en nombre déjà considérable, je comptais attendre encore avant de formuler l'opinion que ces observations attentives et répétées m'ont amené à embrasser. Je suis convaincu que, sur toute question, quelle qu'elle soit, il y a toujours grand avantage à ne pas conclure trop vite, et l'expérience que ce travail lui-même m'a permis d'acquérir fera, pour moi, de cette réserve une règle de conduite encore plus ferme et plus habituelle. En outre, la question à laquelle a trait ce qui suit est tellement controversée, et la controverse dont elle est l'objet porte tellement l'empreinte des opinions préconçues, et, permettez-moi ce mot, des fantaisies nosologiques de plusieurs des personnes qui y avaient pris part, que j'avais cru utile d'attendre. Mon but, en agissant ainsi, était de fournir à l'appui de mes opinions une masse de faits plus considérable, se rapprochant par conséquent d'autant plus de la certitude, et aussi d'éviter, par une observation prolongée pendant plusieurs années, certaines fins de non-recevoir que j'ai souvent entendu alléguer, sans preuve aucune, lors de discussions plus intimes, sur la question dite de la *fièvre puerpérale*.

L'appel fait à l'Académie de médecine par M. Guérard, et la discussion qui en est la suite, me font un devoir de donner, non pas l'exposé complet de ce que j'ai pu relever sur les maladies des femmes en couches, mais un résumé de ce que j'ai vu, sans traces d'érudition à ce sujet.

Je regrette vivement d'être obligé de supprimer beaucoup de détails, qui, je le crois, ne seraient pas sans intérêt, et qui, peut-être, aideraient à bien préciser certains faits que je vais présenter; mais vous verrez, par le nombre d'histoires particulières qu'il faudrait dépouiller, qu'il serait impossible d'arriver à temps avec tous les détails. J'ai dû me borner aux points principaux; j'espère que cela ne nuira en rien à la clarté de ce que je vais dire.

C'est à l'Académie elle-même que j'avais voulu porter ce résumé purement clinique, et j'avais demandé d'en faire la lecture; mais une décision déjà ancienne du conseil de ce corps savant interdit à toute personne étrangère à la compagnie de faire, pendant une discussion, une lecture ayant trait à la question en litige. J'ai souhaité vivement alors de vous soumettre les résultats de mes observations, sachant, par une expérience que votre bienveillante amitié m'a permis d'acquérir, que nul n'a plus de goût que vous pour notre science ; que nul n'a l'esprit plus libre dans les discussions ; que nul ne sait mieux accueillir et proclamer ce qui est vrai. C'est pour cela, et aussi à cause de ma sincère et affectueuse gratitude pour vous, que j'ai pris la liberté de vous adresser ces *Lettres*. Je vous remercie cordialement de leur avoir prêté l'appui de votre nom en voulant bien les recevoir.

Lorsqu'au 10 mars 1854, je pris le service des accouchements à l'hôpital Beaujon, j'adoptais complétement la doctrine de la *fièvre puerpérale*, et je croyais fermement que les accidents éprouvés par les femmes en couches n'étaient possibles à expliquer que par l'existence d'une affection spéciale tout à fait différente des autres espèces nosologiques, régie par des lois tout à fait particulières, et, de plus, que c'était là une affection *essentielle*, comme l'on dit.

Une série de morts successives, tout en me décourageant profondément, m'inspira quelques doutes sur cette doctrine, et je résolus de reprendre l'étude attentive de ce point de pathologie. Mais pour tirer quelque fruit de ce labeur, je fis ce qui, je crois, est toujours la première condition indispensable en pareille occurrence, je fis table rase dans mon esprit de tout ce que je pouvais avoir lu ou pensé sur ce sujet, décidé à recommencer mon éducation médicale sur ce point, à l'aide des faits et rien que par l'observation attentive des malades.

C'est dans ce but que j'ai recueilli moi-même les observations de toutes les femmes qui sont venues accoucher dans la salle Sainte-Hélène.

Il ne s'agit donc pas ici de simples résumés statistiques, relevés d'après des documents plus ou moins douteux, mais bien d'observations écrites, complètes, relevées jour par jour, et qui sont encore en ma possession.

Du mois d'octobre 1854 jusqu'à la fin de février 1858, ces observations sont au nombre de 1,327, dont 1,200 environ recueillies par moi-même, et le reste par les élèves de mon service, sous ma direction et sous mon contrôle.

Le résultat de ce travail est représenté par cette formule générale : *que les accidents observés chez les femmes en couches ne sont pas d'un ordre spécial, sans analogues dans la pathologie ; qu'ils sont nettement expliqués par des lois applicables à d'autres affections non puerpérales, et que la fièvre puerpérale n'existe pas à titre de maladie distincte, délimitée et essentielle.*

Voici maintenant les données d'après lesquelles je suis arrivé à me former une telle opinion.

Sur ces 1,327 femmes accouchées dans mon service, 79 ont succombé, quelques soins que j'aie pu leur donner.

De ce nombre, 7 sont mortes de maladies sur lesquelles l'accouchement et ses suites n'avaient aucune influence directe, au point de vue qui nous occupe. C'étaient des femmes atteintes de tubercules pulmonaires, lésion dont l'évolution déjà avancée, fut encore sensiblement hâtée par le fait de l'accouchement ; ou encore des femmes prises de variole et dont l'éruption coïncidant avec la couche causa rapidement la mort.

Reste donc pour les femmes qui, étant accouchées dans le service, ont succombé aux accidents développés après leurs couches, le chiffre de 72.

Je reviendrai de toute nécessité, plus tard, sur ce chiffre, pour en bien établir la valeur et pour répondre à certaines objections qui pourraient être soulevées.

Sur ces 72 femmes, 65 autopsies seulement ont été pratiquées ; pour les 7 autres, opposition a été faite par les familles, ou des circonstances particulières ont empêché la recherche nécroscopique.

D'autre part, il convient d'ajouter à ce chiffre de 65 celui de 20 examens cadavériques de femmes qui, accouchées en ville, à la Maternité ou à la Clinique, sont venues succomber à l'hôpital Beaujon, où elles entraient à cause de leur état de maladie. Ces 20 faits, cependant, devront former plus tard une catégorie différente, car ils ont une valeur différente à mes yeux. D'abord, plusieurs d'entre eux ayant été relevés au commencement des études que je résume ici, manquent par cela même de renseignements dont je regrette l'absence, et ensuite, comme vous le verrez bientôt, on doit établir entre des faits, considérés jusqu'à présent comme semblables entre eux, une différence notable, surtout pour le pronostic, selon la période à laquelle est parvenu l'état de maladie. Quoi qu'il en soit, c'est donc sur un total de 85 autopsies que j'ai pu étudier la valeur des lésions anatomiques.

Un premier fait capital sur lequel j'insisterai, mon cher maître, c'est la présence constante des lésions locales, c'est-à-dire des lésions occupant l'appareil utérin. Sur les 85 autopsies que j'ai pu faire, une seule fois je n'ai pas trouvé d'altération dans l'utérus lui-même. La cavité de cet organe contenait bien encore, adhérente à l'insertion placentaire, une portion de cotylédons de 2 centimètres de largeur, mais sans odeur gangréneuse, sans détritus putride, sans existence de cette sanie noire et fétide que nous retrouverons tout à l'heure, sans pus dans les veines, sans altération des annexes. Seulement il y avait un épanchement péritonéal considérable, composé d'un liquide puriforme, dans lequel nageaient d'épaisses fausses-membranes de consistance pulpeuse, tout à fait analogues, pour la couleur, à du pus phlegmoneux, fausses-membranes qui étaient en outre répandues en flocons abondants et épais sur toute la surface péritonéale de l'utérus, sur la masse intestinale, sur le foie et sur la rate ; en un mot, toutes les lésions qui caractérisent la péritonite la plus franche et la plus aiguë. La femme qui présentait ces lésions avait succombé avant la fin du quatrième jour qui suivit l'accouchement, et elle avait offert tous les signes d'une péritonite aiguë : altération profonde de la face, qui était grippée, douleur exquise de l'abdomen, avec ballonnement considérable, nausées, pouls petit, fréquent, intermittent même. Elle avait présenté aussi au début un signe local particulier dont je vous entretiendrai bientôt d'une façon toute spéciale.

C'était donc à une péritonite aiguë qu'avait succombé cette femme et j'aurai occasion d'insister sur le rôle de la péritonite et surtout sur ses formes diverses, mal connues et mal interprétées en général.

Sauf cet exemple, j'ai *toujours* trouvé, dans l'utérus et dans ses annexes, des lésions manifestes et non douteuses. Au premier rang figure le pus dans les veines. Chez les 84 femmes, j'ai trouvé cette lésion, qu'elle fût seule ou qu'elle fût accompagnée d'autres altérations, souvent très graves, très importantes, et dont le détail reviendra nécessairement. J'ai donc *toujours* trouvé du pus dans les veines, et cette constance dans des faits observés pendant une période de quatre ans n'est pas une particularité sans valeur. On m'opposera d'abord, comme on le fait fort habituellement, quand il s'agit de la prétendue *fièvre puerpérale*, que je n'ai pas eu affaire à cette maladie dans les exemples que je présente. C'est là une fin de non-recevoir purement gratuite et tout à fait inacceptable. D'abord, je ne suis pas aujourd'hui le seul qui ait observé une telle constance de la lésion des veines : plusieurs de mes collègues dans les hôpitaux (je pourrais les nommer) sont arrivés aux mêmes résultats, dans des cas qui tous ont offert tous les signes de la maladie dite *fièvre puerpérale*. Ensuite vous verrez plus loin, par l'énumération des symptômes que présentaient les malades que j'ai observées, si aucune différence appréciable existait entre elles et le tableau de la *fièvre puerpérale* donné par ceux qui soutiennent l'existence de cette maladie à titre d'affection essentielle, tableau dont le discours de M. Depaul à l'Académie est l'expression la plus nette et la plus complète.

On m'opposera aussi que des observateurs distingués n'ont pas trouvé de pus dans les veines, alors qu'ils l'ont cherché avec soin. Je serais certes bien disposé à avoir, tout le premier, grande confiance en plusieurs d'entre eux, s'il ne s'agissait pas d'un fait qui a été, de ma part, l'objet d'une étude attentive et particulière. Mais, ce que j'ai vu, je l'ai vu et bien vu, j'en suis convaincu; je ne l'ai pas vu seul, tous ceux qui m'entourent à l'hôpital l'ont vu avec moi et de la même manière que moi. Ensuite, permettez-moi d'ajouter quelques remarques sur le siége habituel de cette lésion. C'est, comme Dance et plusieurs autres auteurs l'ont indiqué, surtout sur les parties latérales de l'utérus, dans les grands sinus qui rampent le long des bords droits et gauches, principalement au niveau de l'insertion du ligament rond et de la trompe et du détachement de la veine utéro-ovarique, que se rencontre le pus. C'est même plus particulièrement dans ces derniers points, aux cornes utérines, que le désordre est le mieux exprimé.

Dans ces points, la constatation est facile si le vaisseau est volumineux, si le pus est abondant; il faut plus de persévérance, plus de recherches, plus de coups de scalpel si le désordre est plus circonscrit, s'il occupe une division secondaire. Bien des fois j'ai failli être mis en défaut; je sais la facilité avec laquelle on peut quitter un utérus déjà divisé en bien des points, sans avoir trouvé du pus qu'il contient cependant. Et si je voulais entrer dans le récit de certains faits particuliers, je pourrais citer des exemples empruntés à des personnes mêmes qui ont donné des observations négatives, et dans lesquels tel de mes élèves a montré, à l'aide d'une ou deux incisions de plus sur l'utérus, du pus qu'elles n'avaient pas découvert, et dont elles niaient l'existence. C'est qu'il faut encore le chercher dans les sinus qui traversent l'utérus, et qui, au nombre de deux, l'un supérieur, s'étendant d'une annexe à l'autre, et l'autre inférieur, placé à la hauteur de la fin du corps de l'utérus, ont été si bien figurés par Dance, autant qu'il m'en souvienne. Enfin, il est encore un siége particulier du pus dans l'organe utérin, siége peu connu et peu mentionné par les auteurs divers, et dont j'ai constaté très fréquemment la réalité. C'est le col utérin lui-même. Chez les femmes qui succombent à la suite des couches, le col utérin tout entier, jusqu'au niveau du point où le corps commence, représente une sorte de tissu érectile, non pas quant aux fonctions, mais quant à l'apparence anatomique. Souvent au milieu de ce tissu se trouvent des gouttes nombreuses d'un pus phlegmoneux tout à fait évident et souvent louable. Et lors de certaines altérations dont je vous rendrai compte, c'est encore dans ce lacis veineux qu'il faut chercher la présence de liquides caractéristiques. N'y eût-il du pus que dans ce point, il faut reconnaître que le fait a toute valeur, et je crains bien que les très rares exemples cités comme des cas négatifs n'aient pas comporté cette recherche, car c'est vers les sinus que l'examen a été principalement dirigé.

Je repousse donc, quant à moi, les faits négatifs dans lesquels ce point en particulier n'a pas été exploré, parce que l'expérience m'a appris à connaître la fréquence de cette lésion, dont la valeur ne vous paraîtra plus douteuse, je l'espère, quand cette correspondance sera terminée. Enfin, quand nous aurons pu examiner ensemble, si vous voulez bien me le permettre, la valeur des observations comme celles que cite mon excellent élève et ami, M. Tarnier, dans sa thèse, observations qu'il a empruntées à deux de ses collègues, vous trouverez comme moi, je l'espère, que les faits négatifs n'ont pas bien grande importance, trahissent un examen peu complet, une interprétation peu rigoureuse, et ne sont pas d'un grand poids pour infirmer un résultat constant comme celui que je vous présente ici.

Quant à croire, abstraction faite de ce qui précède, que je n'aurais pas eu affaire à des exemples de fièvre puerpérale, mais bien seulement à des phlébites puerpérales, il faut avouer, sans parler de toutes autres preuves qui se retrouveront à chaque pas, à propos des symptômes et de toutes les parties de la question, il faut avouer, dis-je, qu'il n'est guère à supposer que cela soit possible. Comment, pendant quatre ans, j'aurais observé des femmes en couches dans un établissement public, j'aurais vu passer 1,327 exemples sous mes yeux ; j'aurais vu coïncider les accidents dont j'ai été témoin avec ce qu'on signale comme des épidémies de fièvres puerpérales, et je n'aurais jamais eu affaire à cette affection, parce qu'on ne veut pas qu'elle comporte les lésions des veines, qu'on dit consécutives, et qu'on appelle des épiphénomènes ? Mais cela n'est pas acceptable, et personne ne le croira ! Mais c'est là une pure affirmation qu'on n'appuie d'aucune preuve, et je vous prouverai, je l'espère, que chez toutes mes malades avec les symptômes que l'on indique, que dans les conditions de début, de durée, de forme que l'on relève avec soin comme propres à la *fièvre puerpérale*, il y a toujours eu les lésions sur lesquelles on passe d'une façon si facile, et qu'on range, par simple affirmation, au rang des faits d'une valeur secondaire.

Ce n'est pas seulement dans les veines de l'utérus que j'ai trouvé le pus, j'ai vu aussi se développer, en même temps, chez un certain nombre de femmes, peu après la couche, des phlébites des veines saphènes ; j'ai trouvé les veines hypogastriques, les veines iliaques, les plexus pampiniformes remplis de pus et présentant d'autres altérations comme des fausses membranes adhérentes à la surface interne du vaisseau, des épaississements des parois et l'infiltration sanguine ou même purulente du tissu cellulaire extérieur à la veine ; comme aussi l'infiltration plastique de tout un ligament large, converti en une masse dense, compacte, avec des veines pleines de pus dans un cas, pleines de caillots concrets dans un autre. J'ai pu également suivre la veine ovarique gauche jusqu'à la veine émulgente, sous forme de cordon, dur, volumineux, et constitué par un caillot noirâtre occupant toute la longueur de la veine dilatée, et de plus par un épanchement plastique épaississant la tunique externe de la veine devenue d'un blanc rosé et tout à fait opaque dans toute sa longueur.

Dans ces divers exemples, les points du système veineux utérin, que j'ai principalement signalés plus haut, contenaient aussi du pus phlegmoneux tout à fait louable.

Enfin, dans une même circonstance, j'ai trouvé la coïncidence suivante : en même temps que les veines utérines contenaient du pus étendu jusque dans la veine iliaque primitive droite, une collection de pus crèmeux, épais, phlegmoneux, du volume d'une noix, sans mélange de sang, sans concrétion en caillots de ce liquide, existait dans la veine cave inférieure à environ trois travers de doigt du diaphragme.

Ainsi donc, dans les 84 cas que j'ai pu observer, il y avait *toujours* du pus dans les veines utérines et presque toujours dans les veines latérales de l'organe. Voilà un fait constant. Maintenant quelques auteurs, en vertu de considérations plus ou moins théoriques et appuyées sur certaines observations physiologiques, ont voulu établir que les veines utérines, uniquement réduites à la membrane interne, étaient très peu aptes à s'enflammer et ont considéré comme le résultat d'un simple transport la présence du pus dans la cavité de ces vaisseaux. Mais d'abord, comment admettre, dans l'espèce, cette dernière hypothèse ? D'où proviendrait le pus charié ainsi par les veines utérines, et les distendant souvent dans de fortes proportions? Serait-ce de la plaie placentaire ? Mais si c'était là un simple transport, comment la plaie utérine, toujours d'un rouge noirâtre, quelquefois même plus profondément altérée, donnerait-elle un pus crèmeux et bien lié, comme celui que contiennent les veines utérines ? Par quel mécanisme pourrait-il s'épurer ainsi, pour ainsi dire? On comprend très bien que le pus formé dans les veines utérines puisse passer dans les veines utéro-ovariques, dans les veines iliaques, et enfin arriver dans la veine cave inférieure ; c'est là une simple affaire de circulation ; le pus est formé avec ses caractères, puis il circule. La voie à partir de ce point est facile, et il détermine ou ne détermine pas la formation de caillots sanguins autour de lui par son contact avec le liquide veineux, car, pour le dire en passant, les faits m'ont encore démontré, comme je vous en donnais un exemple tout à l'heure, que cette concrétion du sang au contact du pus n'était pas un fait nécessaire, puisqu'elle a manqué dans plusieurs autres exemples que je pourrais citer. Une fois le pus formé dans les veines utérines, son transport se comprend donc facilement sous forme de pus louable; il n'en serait pas de même pour le passage de la plaie utérine aux veines de ce même organe.

A cette première raison, qui ne permet pas d'admettre le transport du pus de la plaie utérine dans les veines, je puis joindre des exemples dans lesquels la membrane interne des veines distendues par le pus était occupée par une fausse-membrane assez épaisse, un peu adhérente, baignée par le pus seulement par sa face interne. En même temps, à la coupe transversale, on voyait une même pseudo-membrane en dehors de la veine, adhérente au tissu utérin et séparée de ce vaisseau par une couche purulente. La production pseudo-membraneuse, véritable lymphe plastique, occupait donc l'intérieur du vaisseau et à l'extérieur, semblait produire comme

aurait fait une véritable membrane pyogénique, le pus qui le baignait. Cette forme offre les signes non douteux d'une inflammation veineuse. Dans plusieurs autres cas, j'ai trouvé, sur des veines
voisines de celles qui étaient envahies par le pus, une coloration
rouge occupant la membrane interne et aussi le tissu cellulaire
péri-veineux; le lavage, la pression n'enlevaient pas cette coloration. On ne doit pas, comme le prouvent vos travaux, attacher à
ces derniers caractères une grande valeur, quand il ne s'y joint pas
d'autres altérations, mais je les ai vus coïncider aussi avec la présence de caillots fibrineux adhérents, bouchant la lumière des vaisseaux, véritables exemples de phlébite adhésive.

Je sais bien qu'on objecte à cette manière de voir que les veines
au niveau des points où on rencontre du pus n'offrent pas toujours
ces lésions diverses, qu'elles sont souvent blanches, sans développement de leurs vaisseaux propres; cela est parfaitement exact,
mais cela veut seulement dire que les conditions anatomiques des
veines, par rapport à la sécrétion du pus à leur intérieur, sont
encore mal connues; que probablement le pus qu'on rencontre
dans ces vaisseaux a peut-être déjà émigré de son point de formation primitive, dernière hypothèse que justifient, du reste, les
veines qu'on rencontre vers l'insertion placentaire, pleine de pus
phlégmoneux et d'apparence louable, lequel s'est formé dans leur
cavité, au niveau de la plaie utérine, par le fait de leur phlegmasie,
comme cela se passe chez les amputés et au pourtour des grandes
plaies. Enfin, on ne saurait attribuer à autre chose qu'à l'inflammation ces épanchements purulents qui siégent dans le tissu cellulaire péri-utérin, notamment dans le tissu cellulaire des deux
replis vésico-utérin et utéro-rectal; celle qui occupe le tissu cellulaire des ligaments larges, au voisinage des bords utérins ou des
plexus pampiniformes, et ces collections purulentes qui accompagnent le ligament rond, pour venir s'épanouir dans le tissu cellu-

laire sous-péritonéal, au niveau de l'insertion de ce ligament aux parois abdominales.

Toutes ces lésions, je les ai vues, et j'en ai des observations positives, et toutes ont coïncidé avec la présence du pus dans les veines de l'utérus, et elles aident par conséquent, ce me semble, à démontrer le mécanisme inflammatoire de la formation de ce liquide dans ces derniers vaisseaux. J'en pourrais dire autant des inflammations des trompes utérines et de celles des ovaires développées dans les mêmes conditions, et dont j'aurai peut-être occasion de vous citer des exemples remarquables que j'ai pu dessiner.

Tout cela, mon cher maître, je l'ai observé non pas chez des femmes malades pendant longtemps, mais chez de nouvelles accouchées frappées immédiatement après le travail et enlevées bien plus rapidement que ne le demandent les partisans de la *fièvre puerpérale*, quand ils cherchent à établir l'existence de la forme essentielle dont ils défendent la réalité nosologique.

Je reviendrai, si vous voulez bien le permettre, sur ces divers points, et en particulier sur cette question du début de la maladie et sur sa forme dans des *Lettres* ultérieures.

Ainsi donc, mon cher maître, chez nos malades, les lésions locales de nature phlegmasique n'ont pas été aussi peu constantes que le pense M. Guérard. C'est là un premier point qui semble déjà bien établi par ce qui précède ; mais ce n'est pas tout, d'autres lésions très graves existent encore et localement chez les femmes en couches ; elles constituent toute une catégorie spéciale et bien importante d'altérations dont la valeur ne pourra pas vous paraître douteuse quand je vous en aurai porté le détail. Elles démontreront aussi toute l'importance des lésions locales, et plus loin j'espère pouvoir satisfaire aux conditions du programme de M. Guérard, et démontrer que :

1° L'effet est bien subordonné à la cause ;

2° L'apparition de la cause précède toujours le développement de l'effet;

Car, pour cette dernière proposition, mes études attentives m'ont permis de relever l'existence d'*un signe local* qui n'est pas moins constant sur le vivant que les lésions des veines sur le cadavre, qui présente avec elles un rapport marqué de siége, qui, par l'époque de son apparition, me permet de croire que la maladie *finit* alors qu'on dit généralement qu'elle *commence*, et qui me semble enfin avoir une valeur réelle au point de vue des indications thérapeutiques.

A l'examen de ces diverses parties de la question, à la discussion des symptômes relevés chez mes malades, je consacrerai quelques *Lettres* que je vous demande la permission de vous adresser encore. Laissez-moi vous remercier bien cordialement, en finissant celle-ci, de votre bienveillance à l'avoir reçue, comme d'une marque nouvelle de l'intérêt que vous m'avez témoigné en toute occasion, et dont je vous conserve une profonde gratitude.

Votre bien dévoué de cœur,

BÉHIER.

Bien cher maître,

En vous signalant, dans ma première lettre, les lésions inflammatoires constamment observées chez nos femmes en couches, dans les veines utérines, lésions qui se sont étendues, pour quelques exemples, à plusieurs autres points du système veineux, j'ai eu l'honneur de vous dire que je vous entretiendrais de désordres qui sont d'une autre nature, et que j'ai vus coïncider fréquemment avec les altérations phlegmasiques ; j'arrive maintenant à ce point.

Quand on examine l'utérus chez certaines femmes qui ont succombé, on trouve que, à des désordres de nature phlegmasique, se joignent des altérations de nature gangréneuse. Mais il importe de bien analyser ici les lésions diverses qui sont réunies sous ce terme générique.

On doit, d'après ce que j'ai observé, rapporter à deux formes distinctes les altérations gangréneuses, chez les femmes en couche. Dans l'une, une partie de la surface interne de l'utérus, presque toujours principalement le col et la partie la plus inférieure de la cavité du corps de cet organe, offre une coloration d'un noir livide tout à fait analogue à celle des escarres gangréneuses de la peau, et on peut même parfois observer une sorte de ligne de démarcation entre les bords de l'escarre et les parties environnantes. Voici, par exemple, sur cette lésion, des détails empruntés à l'une des autopsies que j'ai faites :

Une femme de 21 ans, entrée à l'hôpital le 18 octobre 1857, pour y faire ses couches, commença à souffrir le 19, à cinq heures du soir, et dut être accouchée à l'aide du forceps le 21 du même mois. Elle succomba le 23, et le 24 nous trouvions les lésions suivantes :

La vulve est gangrenée, noire, boursoufflée ; son tissu est ramolli. Le col utérin est complétement réduit en pulpe noirâtre, gangréneuse. La lèvre postérieure n'existe plus ; la lèvre antérieure est couverte de détritus noir et mou. Lorsqu'on incise sur ce point, on trouve, un peu au-dessous de la face interne, dans l'épaisseur du tissu du col, une veine assez volumineuse remplie de pus phlegmoneux, tout à fait louable. Du pus de même apparence se retrouve dans un grand nombre des petites veines du tissu du col ; elles sont plus nombreuses à droite qu'à gauche. Toute la face intérieure de l'utérus est couverte d'une couche de détritus brunâtre exhalant une odeur gangréneuse très fétide. On constate, surtout à la partie postérieure, l'existence d'une ligne de séparation bien tranchée entre le col gangrené, et la partie supérieure de la paroi correspondante du vagin qui est resté sain. Cette ligne, sur laquelle la séparation de l'escarre est complète, est inégale, tortueuse et offre tout-à fait l'apparence de ce qu'on observe lors de la gangrène de la peau, au niveau des points où se déclare l'inflammation éliminatrice. Le reste du tissu utérin est d'une couleur violacée, gorgé de sang. Une grosse veine qui siége à la partie postérieure, dans l'épaisseur des parois est pleine de pus mélangé de sang noir. Sa surface interne est colorée en rouge foncé pour seule altération. Au niveau de l'insertion placentaire, qui a lieu à la partie droite de la paroi postérieure de l'utérus, toutes les veines sous-jacentes offrent une coloration violacée de leur surface interne, quelques-unes sont grisâtres. L'une d'elles contient un peu de pus, les autres sont remplies de caillots fibrineux, jaunâtres, mêlés de matière colorante noire, assez consistants, non adhérents aux parois.

Le tissu cellulaire qui se trouve au niveau de la partie postérieure du col, en dehors de l'utérus, dans le cul-de-sac utéro-rectal, est infiltré de pus ; plusieurs veines qui y rampent laissent échapper aussi du pus en assez grande abondance. Il en est de même des veines qui rampent dans l'épaisseur du ligament large du côté droit ; bon nombre d'entre elles sont distendues par du pus. Quelques-unes de celles qui occupent le ligament large du côté gauche en offrent également, mais en bien moins grand nombre.

Le petit bassin contient une certaine quantité de pus jaunâtre, phlegmoneux, quant à l'apparence, mais un peu liquide, et contenant des débris pseudo-membraneux de même couleur que l'épanchement, qui ne se retrouve pas dans le reste de l'abdomen où n'existent pas même des débris pseudo-membraneux.

L'ovaire du côté droit est un peu plus volumineux qu'à l'état normal ; son tissu est un peu infiltré de liquide et ramolli, sans odeur putride. Celui du côté gauche est entièrement sain.

Les veines du bassin, celles des membres sont saines. Les lymphatiques ne sont nulle part développés ou altérés.

Les poumons sont sains, et offrent seulement un peu de congestion passive à leur face postérieure, sans trace du moindre engorgement métastatique.

Le foie est de volume normal, jaunâtre, peu coloré et un peu ramolli.

Dans une autre observation analogue, prise sur une femme éclamptique qui avait été accouchée à l'aide du forceps :

La surface interne du corps de l'utérus était remplie de putrilage gangréneux, et la ligne d'élimination, bien manifeste et sinueuse dans son parcours, se trouvait au niveau du point où le corps se réunit à l'orifice supérieur du col. Outre le pus contenu dans plusieurs veines, on trouvait dans une veine volumineuse, se rendant de l'utérus à l'ovaire gauche, un mélange de pus et de sanie gangréneuse.

Dans ces cas qui sont au nombre de 11, et qui tous ont trait à des femmes chez lesquelles on a fait une application de forceps, ou chez lesquelles le travail a été très prolongé, nous avons eu affaire, comme vous pouvez le voir, à une gangrène par contusion, à un véritable effet traumatique, exprimé, le plus habituellement, surtout au niveau des points les plus maltraités par la cause contondante, comme la partie inférieure du corps, le col, la vulve et plus rarement le vagin. Mais notez, toutefois, que les veines utérines contiennent aussi du pus, que le tissu cellulaire, les ligaments larges et les ovaires présentent des signes non douteux de phlegmasie, comme on le voit chez d'autres femmes qui n'ont pas offert ces altérations gangréneuses.

Quelque intéressants que puissent être ces exemples, il n'y a pas lieu d'insister beaucoup à leur sujet. Ils ne rentrent pas dans les points les plus litigieux de la question qui nous occupe, et rien, en tant qu'affections gangréneuses, ne les distingue et ne les sépare, au point de vue nosologique, des gangrènes traumatiques par contusion et par compression. Seulement, il importait de les mentionner, parce que ces modifications ont assurément une valeur considérable dans la production des accidents et dans l'apparence des symptômes.

J'arrive à l'autre forme, que j'ai rencontrée 22 fois, chez des femmes qui n'avaient subi aucune opération violente ou chez lesquelles les difficultés de l'accouchement qui ont pu se rencontrer, ont été beaucoup moindres que celles que j'ai relatées plus haut à propos de la gangrène simple, et, partant, n'ont pas la même valeur étiologique; telle est, par exemple, un peu de longueur du travail. Dans ces exemples, outre les lésions purulentes des veines, on trouve une altération dont je trancris les détails empruntés à diverses autopsies.

La face interne de l'utérus est recouverte, dans toute son étendue, par une couche pseudo-membraneuse, inégale, comme gaufrée, rappelant pour la disposition de sa surface, qui est sillonnée assez régulièrement de petites raies plus minces, l'apparence extérieure de ces lichens étendus par plaques sur les troncs de certains arbres. La coloration gris-verdâtre de ces fausses-membranes ajoute encore à cette analogie d'aspect. Les coupes pratiquées sur plusieurs points montrent que cette coloration s'étend un peu dans le tissu de l'utérus lui-même, au lieu d'être bornée à la surface seule. Le tissu n'est nullement ramolli et est assez dense pour rendre un certain son sous le couteau qui le divise.

Toute cette surface interne de l'utérus est baignée par une sanie d'un gris foncé verdâtre, assez analogue, pour l'apparence, à l'eau des ruisseaux fangeux; l'odeur en est d'une fétidité excessive.

Avec cette lésion coïncident des altérations des veines, caractérisées par la présence du pus dans ces vaisseaux, qui sont tapissés par une fausse-membrane non adhérente et d'une couleur jaune tellement analogue à celle du pus, qu'on pourrait la prendre pour du pus concrété, si elle n'était bien réellement sous forme de membrane, comme on peut le constater par l'inspection directe et attentive d'un lambeau assez étendu.

(Femme de 24 ans, morte le sixième jour, après une couche régulière. Premiers accidents le deuxième jour.)

Chez une autre femme de 32 ans, accouchée sans autre accident qu'une perte assez marquée, mais contre laquelle on n'a employé ni seigle, ni aucun moyen violent, et qui, malade dès la fin du premier jour de la couche, est morte le onzième jour. Voici ce que nous trouvons à l'autopsie :

Encore de la rigidité cadavérique; pas de signes de putréfaction sur un point quelconque du corps. Abdomen peu volumineux ; une anse intestinale, un peu distendue par des gaz, fait saillie vers l'ombilic par l'écartement de la ligne blanche. On ne trouve dans la cavité péritonéale qu'une cuillerée environ de sérosité jaunâtre, demi-transparente, dans laquelle nagent quelques flocons pseudo-membraneux. Cette sérosité est placée entre la vessie et l'utérus, et plus portée à droite. L'utérus, qui présente surtout son fond en avant, à l'ouverture de l'abdomen, dépasse d'environ 6 centimètres la symphyse pubienne. La partie la plus supérieure de sa face postérieure est d'une teinte jaunâtre. Il est au contraire coloré d'un ton rouge bleuâtre au niveau des deux insertions des annexes. La teinte est presque noirâtre à droite, où le ligament rond n'est pas très gros, tandis qu'à gauche il est doublé de volume. La coloration noirâtre, signalée à droite, s'étend jusque dans les veines du ligament large de ce côté, lesquelles sont foncées, gorgées de sang très noir, non coagulé et sans mélange de pus.

L'utérus, mesuré à l'extérieur, a 11 centimètres de hauteur du fond au commencement du col, et 11 centimètres d'un bord à l'autre au niveau de l'insertion des annexes.

Sur les deux lèvres du col, mais principalement sur la lèvre antérieure, on rencontre des plaques d'un gris verdâtre, arrondies, d'un demi-centimètre à un centimètre et demi de largeur, véritables plaques diphthéritiques dont le ton clair verdâtre tranche vivement sur la teinte d'un noir verdâtre que présentent les lèvres du col. Ces plaques, comme les lèvres du col utérin, sur lesquelles elles sont implantées, sont, ainsi que le vagin à sa partie supérieure, baignées par une sanie abondante, noirâtre, d'une fétidité excessive. La même sanie baigne toute la surface interne de l'utérus, qui est d'un noir verdâtre, coupé çà et là de larges plaques pseudo-membraneuses d'un gris verdâtre, comme celles décrites sur le col, mais présentant, en outre, une surface inégale, comme aréolée, quoique lisse et non tomateuse. La teinte noir verdâtre de la face interne de l'utérus s'étend à environ 2 millimètres de profondeur dans le tissu, qui est ramolli dans toute cette couche.

. Toutes les veines qui, à la partie latérale gauche, rampent dans l'épaisseur du tissu de l'utérus sont, dans leurs trois quarts inférieurs, remplies de la même sanie noirâtre et putride qu'on observe à l'intérieur de l'utérus. Il en est de même des veines qu'on trouve dans la partie gauche du col, dans sa face postérieure et de celles qui occupent la partie supérieure gauche de la paroi postérieure de l'utérus.

En outre, le tissu cellulaire qui siége au côté gauche du col de l'utérus et qui unit le vagin au rectum et à la vessie est épaissi et comme infiltré d'une sérosité jaunâtre. Des veines nombreuses qui le traversent et qui représentent le plexus pampiniforme sont pleines d'un liquide d'un noir verdâtre mal lié, qui n'a rien du sang, ni du pus, mais qui est tout à fait identique avec la sanie noire dont nous avons signalé la présence dans l'intérieur de l'utérus, et qui, avec un même aspect, offre une même fétidité. Le paquet que forment le tissu cellulaire et ces veines ainsi altérées est du volume d'une petite orange. Lorsqu'on observe les lésions veineuses de plus près, voici l'apparence qu'on leur trouve : toute la veine est, à son intérieur, tapissée par une couche d'un gris verdâtre, tout à fait analogue, pour son aspect et pour ses caractères, avec les plaques décrites plus haut comme occupant le col et la face interne de l'utérus. La veine dont le calibre est aussi diminué est, en outre, à son extérieur, entourée d'une autre couche pseudo-membraneuse plus blanchâtre et infiltrée de sérosité non colorée et sur certains points de pus véritable dont la couleur tranche sur la teinte du tissu voisin, et qui n'a aucune communication avec l'intérieur du vaisseau, rempli, du reste, comme nous l'avons dit, de sanie putride et non de pus.

Le ligament rond, que nous avons dit double de volume, est parcouru dans toute sa longueur par une veine assez grosse, pleine de pus jaunâtre, bien lié et phlegmoneux. On en trouve aussi dans presque toutes les veines du bord droit de l'utérus. Vers le col et vers la partie inférieure et postérieure du côté droit, plusieurs de ces veines contiennent du pus mélangé çà et là de cette matière putride. Les couches pseudo-membraneuses, que nous avons décrites à l'intérieur et à l'extérieur des veines, ne se rencontrent pas pour ceux de ces vaisseaux qui ne contiennent que du pus.

Les deux ovaires sont petits, d'un blanc nacré, sans altération appréciable. Leur surface extérieure n'offre aucune fausse-membrane. Les deux trompes sont libres, ne contiennent pas de pus ; le pavillon de la droite est à l'état normal ; celui de la gauche est un peu rouge, mais sans grand développement.

En ouvrant la cavité thoracique, on trouve à la face postérieure du sternum, vers sa partie moyenne, autour de la veine mammaire interne du côté gauche, une sérosité louche, puriforme, infiltrant le tissu cellulaire dans une petite étendue. La veine elle-même est saine.

Les deux poumons présentent en grand nombre de petites collections purulentes, du volume d'un grain de chènevis à celui d'un fort pois. Ces abcès, développés dans un tissu généralement sain, offrent divers âges, si l'on peut s'exprimer ainsi, depuis l'ecchymose sous-pleurale, large d'environ 3 à 4 millimètres en tous sens, jusqu'à la collection purulente entourée ou non d'injection rouge.

Pas de traces d'épanchement purulent ou séreux dans les plèvres. Rien au cœur, rien aux reins ni à la rate. Le foie est un peu décoloré, un peu volumineux, un peu mou, sans aucune apparence de collections purulentes.

Les grosses veines de l'abdomen, les lymphatiques n'offrent aucune trace de pus.

Je pourrais multiplier beaucoup les exemples de cette lésion, qui, ainsi que j'ai eu l'honneur de vous le dire, s'est rencontrée 22 fois à des degrés différents, bien entendu, et quelquefois seulement réduite à des plaques pseudo-membraneuses grisâtres, baignées par un liquide peu abondant, noirâtre, mal lié et toujours très fétide. Trois autres fois j'ai encore rencontré la sanie putride dans les veines utérines, dans les veines du plexus pampiniforme, ou bien, comme chez une femme de 21 ans, morte le sixième jour après la couche, dans les sinus qui, sous-jacents à l'insertion placentaire, étaient béants à 2 millimètres de la surface, remplis d'un liquide putride baignant la surface interne des vaisseaux, laquelle était recouverte par une couche pseudo-membraneuse. Multiplier ces faits, serait multiplier les répétitions. J'ajouterai seulement l'indication de la lésion suivante, que je n'ai rencontrée que dans ce seul exemple.

Chez une femme de 36 ans, morte le sixième jour, après une couche longue et pénible (vingt-huit heures de durée), outre la couche pseudo-membraneuse et putride de la face interne de l'utérus, outre une quantité assez considérable de pus dans les veines utérines, nous trouvâmes la lésion suivante :

Le poumon droit présente tout d'abord, dans tout le lobe inférieur et sur la partie inférieure du lobe moyen, un lacis inextricable de stries continues, d'un blanc-jaunâtre, sous-pleurales et légèrement saillantes. Elles se rendent les unes dans les autres, suivant un certain ordre de subordination. Lorsqu'on pique un de ces vaisseaux, il en sort une gouttelette d'un pus phlegmoneux, dont les caractères ne sont nullement douteux et que l'examen microscopique confirme encore.

La languette du lobe inférieur est sillonnée par ces vaisseaux. Lorsqu'on arrive vers la racine du poumon, ils deviennent confluents, de manière à former de véritables flaques de pus. Ce ne sont autres que les lymphatiques du poumon ainsi injectés de pus qu'ils laissent échapper sous forme de gouttelettes à la coupe.

Le poumon gauche n'offre rien de semblable. A droite et à gauche, le tissu est parsemé de masses d'un rouge foncé, noirâtre, du volume d'une forte noix, irrégulières de forme, n'offrant qu'un degré très minime de ramollissement et nullement l'apparence de l'hépatisation.

Le canal thoracique et les lymphatiques de l'abdomen n'ont présenté rien d'anormal et ne contenaient pas de pus.

Si maintenant vous me permettez de revenir sur la lésion dont je viens de vous rapporter plusieurs descriptions, vous trouverez probablement, comme moi, qu'elle est identique avec une altération bien connue et justement redoutée des chirurgiens ; je veux dire la *pourriture d'hôpital*. Je ne sache pas, quant à moi, qu'on puisse saisir et présenter la moindre différence entre la couche d'un gris verdâtre que nous avons trouvée disposée par plaques ou par bandes sur le col et sur la face interne de l'utérus, qu'elle occupait ailleurs en totalité, et les couches *diphthéritiques* que l'on rencontre sur les plaies des blessés ou sur les moignons des amputés, quand la pourriture d'hôpital sévit dans les salles de chirurgie ;

je ne sache pas qu'il soit possible de distinguer la sanie noirâtre qui baignait les surfaces utérines et même la face interne des veines utérines ou pampiniformes, de celles qui, dans les mêmes occasions, s'écoule des plaies chirurgicales; et la similitude est encore démontrée par l'odeur fétide qui se montre dans l'un comme dans l'autre cas. Du reste, cette similitude, comme pour bien élucider la question, fut complète et hors de doute chez une nourrice de 20 ans à peine, vigoureuse et d'une bonne constitution, qui, entrée trois mois après son accouchement pour un vaste abcès du sein, fut prise de pourriture d'hôpital dans la salle, au moment même où plusieurs femmes en couche succombaient à cette forme. Nous pûmes constater chez elle, sur la plaie du sein, la même couche d'un gris-verdâtre; il s'en échappait la même sanie putride, la même odeur gangréneuse, et nous pûmes noter sur elle le même ordre de phénomènes généraux, car elle succomba en peu de jours à cette terrible complication. C'est donc à la véritable *pourriture d'hôpital* (forme diphthéritique) que l'on a affaire dans les cas de ce genre, et c'est une variété de lésion bien importante à joindre à celles que nous avons déjà vues, si l'on veut bien saisir les diverses nuances des formes pathologiques que présentent les femmes en couches.

Ne vous semble-t-il pas, maintenant, que j'avais quelque raison de faire des réserves sur les faits que je rappelais l'autre jour, et qui sont signalés dans la thèse de mon élève et ami, M. Tarnier, comme des exemples de *fièvre puerpérale* sans lésions anatomiques. Car, outre qu'il y est dit que le pus a été cherché dans les veines de l'utérus ou dans celles du bassin, ce qui n'établit pas que le tissu du col ait été exploré suffisamment, et vous savez quelle valeur j'attache à cette recherche, je vois que, dans les deux premières observations, la face interne de l'utérus offrait un enduit grisâtre et épais qui, selon l'auteur, s'*observe* ordinairement à cette époque de l'état puerpéral, et que, dans le troisième fait, la face interne de l'*utérus était fétide, d'un gris-noirâtre,* etc.

Ce sont là, à n'en pas douter, trois exemples de *pourriture d'hôpital,* comme ceux que j'ai eu l'honneur de vous exposer tout à l'heure.

Je ne puis pas accepter, et vous n'accepterez pas non plus que la face interne de l'utérus soit normalement couverte d'un enduit grisâtre, épais, fétide, à quelque époque que ce soit de la couche. Jamais cela ne s'est présenté chez les femmes mortes vers cette période, à la suite d'affections autres que la maladie qui nous occupe; jamais cela n'existait non plus chez les femmes qui ont succombé avec du pus dans les veines, ou avec des complications péritonéales. L'utérus, alors, n'est nullement grisâtre et pulpeux à sa face interne, et il n'est pas non plus fétide. Sa couleur est d'un jaune rosé, ponctué de marbrures légères et rouges; sa surface est couverte d'une couche de liquide onctueux, puriforme, un peu rosé, filant, comme sont les lochies à cette époque, c'est-à-dire comme doit l'être un mélange de pus, de mucus et d'un peu de sang; l'odeur qu'on y rencontre est une odeur fadasse, écœurante comme celle des lochies elles-mêmes, mais nullement fétide, comme la sanie de la pourriture d'hôpital. En prenant les termes mêmes employés par ceux qui ont rapporté ces exemples, je refuse à ces faits la valeur qu'on a voulu leur donner, et ce que je viens de dire montre combien je suis fondé à le faire.

Ainsi, mon cher maître, chez bon nombre de nos femmes (33 sur 65, car il convient d'éliminer ici les 20 femmes entrées malades, mon attention n'ayant été éveillée au moment où je les observais que sur l'existence du pus dans les veines), chez bon nombre de nos femmes, dis-je, moitié environ, à la présence du pus dans les veines, s'est jointe l'existence de la *gangrène directe, traumatique* (11 fois), et celle de la *pourriture d'hôpital* (22 fois).

Ni l'une ni l'autre de ces complications n'est indifférente, dans la question qui nous occupe, l'une et l'autre sont établies par des faits péremptoires et assez nombreux ; l'une et l'autre constituent des lésions locales, rencontrées chez des femmes devenues malades quelquefois dès le premier jour de leur couche, et mortes du deuxième au huitième ou neuvième jour pour la plupart.

Jusqu'ici, vous le voyez, nous ne trouvons dans les lésions que j'ai observées rien qui soit insolite en pathologie. *Phlébite, gangrène, pourriture d'hôpital,* ce sont là des termes habituels, des lésions connues, étudiées aussi dans leurs détails anatomiques, dans leurs symptômes, partout ailleurs que dans les salles d'accouchement, et qui, en tant que lésions, n'ont rien offert de particulier chez nos femmes en couches, rien qui puisse permettre de séparer nosologiquement nos exemples des observations chirurgicales relatives à ces trois états, abstraction faite, bien entendu, du siége de l'altération, l'utérus pour les unes, les plaies et les moignons pour les autres.

Trouverons-nous, dans ce qui me reste à vous retracer, des lésions qui aient une autre valeur et qui, étant spéciales à la femme en couche, puissent permettre de délimiter chez elle une maladie qui soit propre à cet état ? Je ne le crois pas.

Pour finir ce qui a trait aux faits que j'ai observés, j'ai encore à analyser avec vous les cas dans lesquels le péritoine a été altéré, afin de bien démêler, par un examen rigoureux, la marche, la forme, et partant, la valeur de cette altération de la séreuse abdominale.

C'est là ce que j'aborderai dans ma prochaine lettre.

Veuillez recevoir, en attendant, cher maître, l'expression de mon respectueux attachement.

Votre bien dévoué de cœur,

BÉHIER.

Mon cher maître,

J'arrive maintenant à l'étude des lésions du péritoine. Elles ont acquis, dans la question que j'examine devant vous, une valeur considérable. Cette valeur, à mon sens, est tout à fait excessive; les faits me l'ont démontré, et j'espère le prouver par leur analyse attentive.

On ne prend pas, en général, assez de soin quand on étudie une question de rechercher et d'examiner ses origines, si l'on peut s'exprimer ainsi, c'est-à-dire qu'on ne s'enquiert jamais suffisamment de ce que pouvait être l'état des esprits sur cette question au moment où elle a été portée pour la première fois devant le public, comme aussi des doctrines générales qui régnaient au même moment. On ne recherche pas toutes les coïncidences de cette sorte qui peuvent être relevées et qui donneraient souvent d'utiles enseignements. On prend assez volontiers les questions telles qu'on les reçoit, et si on leur fait subir dans son esprit quelque modification, on est généralement enclin, sauf étude spéciale, à accepter une grande part de ce que la tradition nous livre.

C'est là un tort grave, qui conduit à laisser les questions dans une fausse voie, une fois qu'elles y sont entrées. Si nous parcourions ensemble les cadres de la nosologie, nous trouverions, à coup sûr, de nombreuses traces de ces influences rétrospectives, et nous pourrions même souvent mettre des noms propres sur les idées peu régulières, acceptées cependant sans contrôle. Semblable chose est arrivée pour la péritonite des femmes en couches. Si nous recherchons ses origines, nous reconnaîtrons que les études de plusieurs auteurs, et spécialement celles de Gasc, en fixant sur la péritonite l'attention du public médical, ont conduit à mettre en saillie cette terrible affection et ont contribué, pour une part, à faire accorder à la phlegmasie du péritoine une influence prépondérante parmi les accidents que peut subir la femme après l'accouchement.

De cette opinion née des faits à une doctrine véritable qui a présenté la phlegmasie du péritoine comme l'expression de la fièvre dite puerpérale, la pente était facile. L'épanchement péritonéal était une circonstance anatomique trop palpable pour la rejeter sur le second plan, surtout au moment où on attachait une grande importance à cette phlegmasie. Alors on a dit *péritonite puerpérale, fièvre puerpérale exprimée par une péritonite,* etc., sans rechercher la forme habituelle du phénomène anatomique, sans s'appliquer à démêler la valeur des circonstances dans lesquelles il se développait, et la marche qu'il suivait dans son évolution.

Je comprends, du reste, parfaitement la préoccupation qu'a pu faire naître la présence des désordres péritonéaux. Elle se lie à la gravité très réelle qu'ajoute, à une situation quelle qu'elle soit, un élément pathologique d'une telle importance. L'étendue de cette séreuse, les liens sympathiques qui l'unissent à l'économie tout entière, sont des conditions qui font comprendre un peu pourquoi et un peu comment l'inflammation de cette membrane est si habituellement grave.

Cette gravité même a servi la théorie pour ainsi dire, et on a tout naturellement rapporté l'état grave des femmes en couche à la grave phlegmasie qui fait partie des phénomènes observés. Seulement, comme la péritonite ne rendait pas compte de l'ensemble des phénomènes, on l'a subordonnée à l'influence de la maladie dont on admettait l'existence et à laquelle on a attribué alors tout ce que la phlegmasie péritonéale ne pouvait pas commodément expliquer.

Lorsqu'on examine avec attention les faits, et lorsqu'au lieu de prendre la péritonite en bloc, pour ainsi dire, on cherche à démêler les circonstances diverses qui se rapportent à son apparition, à son développement, à sa marche, on change nécessairement de manière de voir sur la valeur des altérations péritonéales. Les observations que j'ai pu relever ont mis complétement hors de doute pour moi :

Que les altérations du péritoine sont de nature purement phlegmasique.

Que loin d'être une affection primitive, liée directement, à titre d'effet direct, à une cause spéciale (j'allais presque dire spécifique), la péritonite est une phlegmasie purement secondaire, subordonnée aux altérations utérines.

Si j'analyse avec soin les observations que j'ai pu recueillir, je vois que la péritonite a été rencontrée à l'autopsie 52 fois. Mais quand j'entre dans l'étude plus attentive de ce fait, quand je ne me borne pas à constater l'existence d'une lésion péritonéale, voici ce que je remarque :

Sur ces 52 exemples, 28 fois la péritonite a été tout à fait localisée au voisinage des annexes utérines, au petit bassin ou aux fosses iliaques. 16 fois très marquée et très largement exprimée aux mêmes siéges, elle a poussé des irradiations bien moindres sur les autres organes, comme les parties les plus voisines des intestins grêles, tout le côté droit de l'abdomen, jusqu'au foie. Enfin, 5 fois seulement elle a été assez généralisée, quant à ses expressions anatomiques, et leur intensité a été assez égale dans toutes les régions abdominales, pour qu'il ait été impossible d'affirmer, par la seule inspection anatomique, que la phlegmasie péritonéale avait eu tel ou tel point de départ. Sur 3 autres observations, les détails relatifs au péritoine manquent ou sont insuffisants au point de vue qui nous occupe.

Ces chiffrés ne sont pas, ce me semble, indifférents; ils établissent bien nettement, selon moi, la subordination de l'élément péritonéal à l'élément utérin. Les détails confirment pleinement cètte opinion.

Ainsi, j'ai trouvé la péritonite limitée chez une femme à quelques traces pseudo-membraneuses au niveau de la trompe droite, qui était saine d'ailleurs, et au niveau du repli rétro-utérin. Ces fausses-membranes étaient fibrineuses, peu adhérentes, offrant tous les caractères d'une formation un peu ancienne, la femme avait été longtemps malade.

Ailleurs, j'ai trouvé la péritonite tout à fait limitée au pourtour du pavillon d'une trompe, lequel était comme engoué, englué par le dépôt plastique. Ou bien encore une fausse-membrane enveloppait un ovaire profondément altéré, et lui formait comme une enveloppe pseudo-membraneuse.

Ces faits divers ne sont pas des exemples uniques, ils sont assez multipliés, comme aussi ceux qui présentent les altérations de la séreuse limitées aux fosses iliaques, dans lesquelles sont soudés les ovaires et les trompes, ou encore au petit bassin, de telle façon, pour ces derniers, par exemple, qu'on pouvait penser, au premier examen, qu'il n'existait aucune trace de péritonite jusqu'au moment où, soulevant l'utérus, on pénétrait dans le petit bassin rempli de pus phlegmoneux et de débris fibrineux plus consistants. Enfin, c'est encore, dans certaines observations, autour de l'un des ligaments ronds qu'existaient les fausses-membranes sans grand épanchement dans le petit bassin, et, dans deux autres, les fausses-membranes entourées d'un petit épanchement purulent réunissaient l'ovaire et la trompe à la masse utérine, sur le fond de laquelle ils se repliaient, au lieu de gagner les parties latérales de l'abdomen vers les fosses iliaques.

De ces lésions péritonéales toutes locales, mes observations me conduisent, par des gradations assez nuancées, jusqu'à la péritonite généralisée, mais dans laquelle les lésions sont toujours plus intenses et d'un âge plus avancé au voisinage des annexes. Il y a mieux, c'est que, dans beaucoup d'observations, on peut reconnaître, par l'examen des symptômes, le moment où la phlegmasie, d'abord restreinte et très localisée, s'est étendue à une plus grande surface de la séreuse. Les nausées, les vomissements, le hoquet, l'altération spéciale de la face figurent au rang des symptômes les plus importants. La douleur peut aussi s'étendre vers le reste du ventre, mais souvent ce symptôme est nul, en raison de l'état général de la malade, qui n'a plus que des perceptions obtuses.

Ainsi, les faits ne me permettent pas d'accepter la péritonite comme autre chose que comme une phlegmasie secondaire, émanant d'organes que recouvre la séreuse ou qui sont en sympathie directe avec elle.

Parmi ces organes, il en est deux sur lesquels je désire appeler spécialement votre attention, je veux dire les trompes et les ovaires. Vous avez dû observer bien souvent leurs lésions; vous avez dû rencontrer ces trompes volumineuses contenant souvent du pus véritable dans leur cavité, même chez des femmes qui n'ont pas d'épanchement péritonéal considérable. Ce volume est quelquefois augmenté par la distension de la grande veine qui rampe à la partie inférieure de la trompe et qui est alors remplie de pus phlegmoneux. Souvent aussi on trouve le volume de la trompe augmenté par l'infiltration d'une véritable lymphe plastique dans les mailles de son tissu.

Ce qui n'est pas moins remarquable dans certains cas que vous avez dû rencontrer comme moi, c'est l'état dans lequel on trouve les pavillons. Dans une première variété, les franges sont démesurément étendues, sous forme de longs filaments rouges tuméfiés et disposés en houpes. Le tissu qui les compose est rosé, et l'on voit sur ce fond ainsi coloré, se dessiner une multitude de vaisseaux d'un rouge plus vif qui, par leur disposition longitudinale et parallèle les uns aux autres, rappellent les veines rouges de certaines agathes à fond rosé et à veines sanguines. Les franges du pavillon avaient, dans deux observations de ce genre, contracté des adhérences récentes avec le fond de l'utérus et avec un point du ligament large correspondant.

Dans d'autres exemples, le pavillon, comme la trompe elle-même, est épaissi et imprégné de lymphe plastique coagulée, sans qu'on puisse voir là des fausses-membranes péritonéales déposées à sa surface. C'est une lésion plus profonde, et c'est dans l'épaisseur du tissu du pavillon lui-même, que la lymphe est épanchée, et elle peut en tripler ou en quadrupler ainsi le volume.

Enfin, comme je vous l'indiquais tout à l'heure, on trouve encore un énorme paquet pseudo-membraneux appartenant à la phlegmasie péritonéale et engouant, empâtant, permettez-moi ce mot, le pavillon tout entier, qu'il y ait ou qu'il n'y ait pas d'adhérences entre cette masse pseudo-membraneuse et les points les plus voisins. J'ai observé 20 fois ces lésions diverses à un haut degré, 12 fois sur une trompe et 8 fois sur les deux en même temps.

Les ovaires sont également le siége d'altérations nombreuses. A un certain degré, ils sont développés, plus que doublés de volume. Leur surface extérieure est d'un blanc nacré, leur tissu intérieur est d'un gris foncé, tirant sur le brun et infiltré de sérosité, qui, lorsqu'elle s'écoule par la pression, ne présente pas de coloration spéciale. Ailleurs, dans ce tissu ainsi coloré, on trouve des gouttelettes de pus phlegmoneux, ou même de petites collections plus circonscrites au milieu des diverses parties qui constituent normalement l'ovaire, et qui sont encore perceptibles malgré l'infiltration séro-plastique.

L'ovaire peut encore, comme j'en ai observé tout récemment un exemple, offrir environ le volume d'une petite orange dite mandarine. Son tissu est dense et cependant très friable ; à la coupe, il présente une teinte rose jaunâtre. Toutes les parties qui le constituent sont comme comprimées par l'épanchement d'une sorte de lymphe plastique en voie de conversion purulente. Dans cet état, l'ovaire ressemble assez exactement à une portion de poumon hépatisé au troisième degré. La présence des ovules dont la cavité est presque effacée, celle de petits épanchements sanguins, ou d'injections vasculaires de couleur rouge, ajoutent encore à la similitude d'aspect. De larges plaques pseudo-membraneuses couvrent la surface externe de l'ovaire ainsi altéré. J'ai rencontré cette forme, dont j'ai pris le croquis sur les deux ovaires à la fois, chez une même femme.

Chez d'autres, l'ovaire doublé et même quadruplé de volume recouvert d'une coque pseudo-membraneuse, offre une teinte tout à fait acajou, coupée çà et là d'arborisations ou de larges plaques d'un rouge vif. Le tissu, soit à l'extérieur sous les fausses-membranes, soit à l'intérieur, est comme tomenteux ; plus lourd qu'à l'état normal, mais très friable ; si on voulait chercher un terme de comparaison, on le trouverait assez exact dans l'hépatisation rouge du poumon enflammé au deuxième degré.

Enfin, l'ovaire peut être tellement ramolli et diffluent, qu'en cherchant à le détacher des organes voisins il s'écrase complétement et se réduit en une pulpe gluante puriforme sous la main qui le presse.

J'ai rencontré 35 fois ces diverses lésions de l'ovaire, 19 fois sur un seul ovaire ; 16 fois sur les deux organes en même temps ; 13 fois l'ovaire était simplement augmenté de volume et infiltré ;

22 fois il était purulent, dont 15 fois d'un seul côté et 7 fois des deux en même temps.

23 fois l'ovaire fut atteint sans que les trompes aient été altérées d'une façon notable, et dans 12 autres exemples les trompes furent malades en même temps que les ovaires, et toujours sauf une exception du même côté.

Ce sont là encore des lésions graves, d'une valeur considérable, et qui, dans l'appréciation du rôle qui peut être assigné aux lésions péritonéales, offrent pour leur part une signification réelle.

C'est, en effet, toujours comme je vous l'ai dit, autour des annexes, et surtout des annexes ainsi altérées (trompes et ovaires), que les désordres péritonéaux ont été le plus marqués, ce qui vous paraîtra certainement, comme à moi, une preuve de l'influence que ces lésions des annexes ont sur la production de la péritonite.

Enfin, il convient d'ajouter que toujours le ligament rond, soit d'un côté, soit de l'autre, ou des deux à la fois, avait gardé un volume considérable chez les femmes qui ont succombé.

En présence de tous ces faits, je ne puis pas, quant à moi, accepter la péritonite comme une affection primitive. On m'objectera probablement que, dans la première lettre que j'ai eu l'honneur de vous adresser, j'ai cité l'exemple d'une femme qui, sans altération des trompes ou des ovaires, sans lésions des veines ou de la face interne de l'utérus, avait été atteinte de péritonite et avait succombé à cette affection. Mais, dans ce fait même, j'ai constaté pendant la vie l'existence de symptômes locaux très marqués du côté de l'utérus avant le développement des phénomènes qui se rapportaient à la phlegmasie péritonéale.

D'ailleurs, est-ce chose singulière, en pathologie, que cette subordination de la péritonite aux lésions d'autres organes? Tant s'en faut. Les péritonites primitives sont rares, si rares même, que bon nombre d'auteurs en nient l'existence, et que si on en peut noter quelques exemples, ils n'en sont pas moins assez peu fréquents pour qu'on ne les accepte qu'avec une grande méfiance et sous toute réserve. J'en ai rencontré seulement deux faits probables depuis que je suis à même d'observer dans les hôpitaux, et c'est un bien petit nombre, si on le compare à celui des péritonites liées aux désordres des organes abdominaux que je pourrais citer. Il est hors de doute que, pour être secondaire et subordonné, cet accident n'en a pas moins une expression symptomatique très violente quand l'élément péritonéal domine et que la phlegmasie séreuse est assez étendue, et qu'il a aussi une grande importance pronostique; mais autre chose est la gravité d'une affection, autre chose est sa valeur nosologique.

Je n'hésite donc pas, quant à moi, en me fondant sur les observations dont j'avais l'honneur de vous indiquer plus haut les détails, à considérer la péritonite chez les femmes en couches comme très habituellement consécutive aux lésions de l'utérus et de ses annexes.

Maintenant pourquoi cet accident est-il si fréquent chez les femmes en couche? Cela n'a rien de surprenant. Si, en effet, on examine de près la prépondérance relative des divers organes dans la production de la phlegmasie péritonéale, étudiée en général et en dehors de la variété spéciale dont il s'agit, on trouvera que, assurément, l'utérus est, de tous les organes abdominaux, celui qui retentit le plus facilement et le plus complétement sur le péritoine, et cela dans une proportion considérable. Or, quand on voit la menstruation, par exemple, déterminer une phlegmasie péritonéale, et les cas de ce genre ont été observés, on conviendra que ce serait merveille qu'il n'en fût pas de même à propos des désordres que nous venons de voir se développer si fréquemment dans l'utérus et dans ses annexes après l'accouchement, désordres bien autrement graves, à coup sûr, que ceux qui constituent l'époque menstruelle, si régulière qu'elle se présente.

Ensuite, permettez-moi de vous faire remarquer que si la péritonite était, en réalité, une manifestation primitive chez les femmes en couches, que si elle était à elle seule l'expression de la cause morbide (toutes réserves faites sur la réalité et sur la valeur de cette dernière), on devrait la rencontrer plus souvent sans lésion aucune de l'appareil utérin. Or, mes observations montrent non pas seulement la rareté, mais bien l'absence de péritonite ainsi isolée. Quant aux exemples de cette sorte, souvent cités dans les discussions, j'en examinerai tout à l'heure la valeur.

Enfin, il n'est pas jusqu'à la forme symptomatique de cette variété de péritonite qui ne démontre qu'elle est tout à fait secondaire, subordonnée et ordinairement circonscrite. En effet, dans la très grande majorité des cas, on ne voit que peu de vomissements, ou de rares nausées, tandis que ces symptômes sont presque constants et très intenses quand la péritonite est le phénomène prépondérant, même à l'état subaigu. Il en est de même de la douleur, laquelle, à peine perçue dans la forme que je cherche à analyser ici, est, au contraire, très manifeste dans la péritonite où elle forme un signe des plus pénibles et des plus caractéristiques. Cette remarque est si exacte que, au moment où la péritonite, chez certaines malades, vient à se généraliser, c'est-à-dire à prendre une existence prépondérante par le fait de sa propagation à de plus larges surfaces, on voit l'ensemble de phénomènes que je rappelais se dessiner plus franchement chez les femmes en couches, quelle que soit la situation dans laquelle elles se trouvent d'ailleurs.

Cette analyse des faits, considérés non plus dans leur ensemble, mais dans toutes leurs particularités, ôte à la péritonite une grande partie de la valeur nosologique qu'on lui avait accordée chez les femmes en couches.

Il n'y a donc pas besoin, pour fixer la valeur de cet ordre d'accidents, d'admettre l'existence d'une diathèse propre à la femme en couche, comme le fait M. Beau, et les faits bien observés et bien analysés me font reconnaître que ce n'est pas, comme le veulent MM. Depaul et Beau, la péritonite qui se manifeste le plus souvent chez les femmes, puisque nous avons vu que la phlébite tient une plus large place et coexiste même chez les femmes atteintes de péritonite ; et que bien positivement cette phlegmasie de la séreuse abdominale offre à peu près constamment les caractères d'une affection secondaire, subordonnée aux lésions utérines, au niveau desquelles elle est souvent limitée, et au niveau desquelles elle débute d'ordinaire, comme le prouvent ses caractères anatomiques plus nettement exprimés sur ces points. Je ne crois pas non plus, pour le dire en passant, que, dans les mêmes circonstances, la gravité de la lésion péritonéale s'annonce dès le début, ainsi que le veut M. Beau. J'ai eu l'honneur de vous dire, en effet, qu'on voit souvent la phlegmasie séreuse d'abord peu intense et circonscrite, éclater tout à coup en symptômes violents, alors qu'elle se généralise et qu'elle aggrave ainsi d'une façon notable l'ensemble déjà complexe des phénomènes éprouvés par la femme en couche.

En retirant, les faits à la main, comme je viens de le faire ici, toute valeur à la péritonite, en tant que forme primitive, vous voyez, mon cher maître, que je ne saurais accorder à certains travaux, souvent cités dans tout ce qui se dit et dans tout ce qui s'écrit sur la question qui nous occupe, l'importance qu'on leur a attachée en les citant un peu sur parole, si je puis m'exprimer ainsi.

Dans ce nombre, je trouve tout d'abord la thèse de mon élève et ami M. Lorain. Nul ne sait mieux que moi tout ce que vaut notre jeune confrère, nul n'a pour lui plus d'affection que moi, car nul n'a mieux que moi été à même de bien apprécier les charmantes qualités de son cœur, comme aussi toute l'ardeur et toute la vivacité de son esprit. Mais, comme l'a dit un de mes amis, qui est aussi des siens, on ne tombe jamais que du côté où l'on penche et je conçois qu'il soit tombé du côté des idées ingénieuses, séduisantes par leur originalité même. Je conçois qu'il ait accepté l'aide de son imagination bien plutôt que celle d'une analyse rigoureuse et sévère. Cela paraît tout naturel, car l'imagination est toujours si vive, si allègre chez lui, et elle le sert généralement si bien ! Puis ceux dont les rapprochements pathologiques, tentés par mon spirituel ami. servaient les doctrines, sont venus applaudissant à ses efforts, et ont bientôt, à grand renfort d'affirmations, converti en preuves et en démonstrations, les tentatives d'un esprit trop charmant pour qu'on pense à lui demander une précision que, du reste, l'âge qu'il avait lorsqu'il a écrit sa thèse, ne comportait que difficilement. J'ai lu avec grand soin, avec tout le soin qu'inspire une réelle affection, la thèse de mon jeune ami, et je ne puis accorder à la péritonite la valeur qu'il lui assigne d'une part comme accident primitif, et d'autre part comme accident suffisant à caractériser ce qu'il appelle la fièvre puerpérale.

Je ne puis pas accepter, par exemple, que chez ses fœtus mortnés qui, au nombre de **10** sur **106**, ont présenté les lésions de la péritonite, il soit établi que cette péritonite était une expression de la *fièvre puerpérale,* parce que **3** des mères de ces enfants ont succombé aux suites de leurs couches. Ces trois femmes auraient donc transmis par anticipation à leurs enfants une affection qu'elles n'avaient pas encore, puisque les fœtus sont morts plusieurs jours avant la couche, et elles auraient servi à leur transmettre une influence pathologique à laquelle elles n'étaient pas encore soumises, puisque **7** fois sur **10** la mort des fœtus est antérieure à l'entrée des mères à l'hôpital qui représente le foyer d'infection épidémique. (Prop. **10** de **M. Lorain,** p. **19.**) En outre, les sept autres femmes, qui sont restées bien portantes, même en étant placées au milieu des salles de la Maternité, auraient donc pu voir un agent morbide capable de tuer leur enfant, traverser leur organisme, pour parvenir jusqu'au fœtus, sans en subir elles-mêmes l'action et sans conserver aucune trace de son passage. Il faut une robuste foi en la parole de ceux qui vous entourent ou une imagination ardente pour voir dans ces faits des exemples d'une influence exercée simultanément sur la mère et sur l'enfant, alors que la première reste saine. J'ajouterai que, selon moi, une coïncidence de 3 faits sur 10 exemples est bien faible pour prouver cette connivence pathologique, comme aussi que 10 faits sur 106 sont une proportion bien minime pour démontrer la valeur de la péritonite comme signe de la fièvre puerpérale.

En outre, en analysant avec soin ces dix observations prises sur des fœtus mort-nés, on trouve dans les observ. I, II, III, VI des maladies antérieures de la mère ou des accidents capables d'avoir agi sur le fœtus. Dans l'observation IV, le fœtus de 7 mois est déjà mort depuis plusieurs jours, et présente des traces de macération, laquelle peut bien aider à expliquer la mort de la mère. Dans l'observation VII, le fœtus de 7 mois, dont la mère eut une grossesse pénible et fut exposée à des fatigues, a cessé de remuer depuis huit jours au moment où il est expulsé. De même, dans l'observation VIII, l'enfant a cessé de remuer depuis huit jours, et est en pleine macération.

Ces faits, je l'avoue, me semblent tout simplement 10 exemples de péritonite chez le fœtus, analogues à ceux que Billard a présentés, et qui peuvent être rapportés à des maladies du fœtus causées soit par une maladie antérieure de la mère, soit par des fatigues, de la misère ou par d'autres circonstances fâcheuses de sa vie. Les observations de 3 mères qui, après avoir mis au monde des fœtus morts depuis plusieurs jours et offrant des altérations phlegmasiques du péritoine, sont frappées, après leurs couches, d'accidents qui les tuent, me semblent 3 faits de simple coïncidence, surtout quand je vois dans l'observation I la mère succomber avec rétention d'une portion de placenta et putrescence de l'utérus, circonstances bien étrangères à toute solidarité entre la mère et l'enfant. Si un rapport devait être nécessairement établi entre l'enfant et la mère dans ces exemples, j'accuserais plutôt l'influence fâcheuse d'un enfant en macération sur la production des accidents éprouvés par la mère après les couches.

Ce sont là des explications bien moins originales que la communauté de fièvre puerpérale qui unit l'enfant à la mère, mais j'avoue en toute naïveté qu'elles me semblent plus acceptables parce qu'elles sont plus vraisemblables, car elles rentrent dans des faits d'un ordre connu en pathologie, sans forcer aucune analogie.

Quant aux enfants nouveau-nés, sur 193, M. Lorain en a vu succomber 30 à la péritonite. Je ne puis pas non plus accepter son dire sur la valeur de cette affection qui, dans les 30 observations, est considérée par lui comme maladie primitive, comme expression directe de la fièvre puerpérale.

Sur ces 30 enfants, en effet, 16 présentent des lésions des vaisseaux ombilicaux ; 11 n'offrent pas ces altérations, mais on a observé chez eux, comme coïncidences, de l'ictère, ou du sclérème ou encore un état de développement et d'altération considérable de la rate. 2 observations sont douteuses faute de détails ; 1 ne présente pas d'autopsie. Je sais bien que M. Lorain ne veut pas que les lésions des vaisseaux ombilicaux aient la moindre valeur dans la production du désordre péritonéal, et que ces altérations, comme la péritonite, qu'il croit primitive et non subordonnée, résultent, pour lui, de la fièvre puerpérale ; mais je cherche même, aux pages 62 et suivantes, des preuves ; je trouve des assertions sur cette influence de la fièvre puerpérale, pas une seule démonstration.

« En quoi les lésions des vaisseaux ombilicaux qui contiennent
» des caillots grisâtres et même du pus expliquent-elles la péri-
» tonite, » demande M. Lorain, p. 63. Mais, en vérité, il me semble assez simple de croire que l'altération des vaisseaux ombilicaux peut déterminer la phlegmasie de la séreuse péritonéale si
voisine, quand on voit du pus dans la veine ou du pus dans l'ar-
tère ombilicale. Ce retentissement sur une séreuse voisine rentre
dans l'ordre des faits bien démontrés en pathologie, et, pour se
se les expliquer, il n'est pas besoin de bâtir une hypothèse ni
d'admettre l'existence d'une maladie essentielle, affirmée sans démonstration.

Il est donc bien difficile d'accepter de tels faits autrement que
comme des cas de péritonite purement secondaires à la lésion
des vaisseaux. Pour les 11 autres exemples, outre les altérations
indiquées qui, telles que l'affection de la rate, l'ictère, le sclérème,
ont une grande valeur et défendent d'accepter ces faits comme des
cas de péritonites primitives, on est conduit, dans leur examen,
à relever l'importance d'une cause sur laquelle on n'a pas assez
insisté, je veux dire l'influence du froid, qui, agissant vivement
sur le nouveau-né, ainsi que le prouve le sclérème souvent mentionné dans ces exemples de péritonite, peut bien avoir une part
d'action peut-être considérable sur le développement de la phlegmasie séreuse comme sur celui des épanchements pleuréti-
ques ou méningés, que cependant on rapporte également à la
fièvre puerpérale, sans chercher à voir s'ils ne sont pas des accidents tout simples, tout naturels et du même ordre que ceux
qu'on observe sous l'influence du froid et chez l'adulte en dehors
de toute circonstanc puerpérale.

Enfin, mon cher maître, accepterai-je les faits cités par M. Depaul et par mon jeune ami M. Tarnier comme des exemples de
péritonites puerpérales véritables et primitives?

Examinons-les si vous voulez le permettre. Dans celui qu'a cité M. Depaul, lors de son discours académique et qui se rapporte à une élève sage-femme prise en l'année 1839 pendant une grave épidémie de fièvre puerpérale, cet honorable académicien dit qu'après avoir soigné une femme malade, cette jeune fille fut atteinte d'un frisson violent que suivirent bientôt tous les symptômes de la fièvre puerpérale. Il a négligé de rapporter ces symptômes, et cela est fâcheux, pour un cas rare sur lequel il s'appuie comme sur une preuve démonstrative, pour un cas, enfin, qui devrait clore la controverse au lieu de l'alimenter. Ces symptômes, selon l'Union Médicale (1855, p. 107, n° 26), sont : « frisson intense, ventre très douloureux, pouls petit et fréquent, » vomissements verdâtres, diarrhée. La malade mourut en qua- » rante-huit heures. » M. Depaul a dit trois jours. M. Depaul constata toutes les lésions habituelles de la fièvre puerpérale. Ces derniers termes sont encore bien vagues, mais nous devons croire qu'il s'agit ici d'une péritonite, puisque M. Depaul cite comme semblables les faits de M. Tarnier, lequel, chez une première élève, n'a pas trouvé, à l'autopsie, d'autres lésions que celles du péritoine et n'a pas observé d'autres symptômes que ceux d'une péritonite, sur l'élève qui a guéri. Je vais plus loin : si on lit avec attention, comme je le fais encore en ce moment, les deux observations de M. Tarnier, il est impossible de rien y voir qui sépare ces deux exemples des péritonites inflammatoires les plus simples. En quoi sont-elles puerpérales? en quoi se rapportent-elles à une maladie particulière délimitée à part et essentielle. J'avoue que symptômes et lésions n'offrent absolument rien de spécial, rien qui diffère de ce qu'on rapporterait pour des péritonites purement inflammatoires. Les deux malades de M. Tarnier étaient au moment de l'époque menstruelle. Sont-ce là des péritonites primitives essentielles; faut-il une cause essentielle pour expliquer leur apparition ; n'en voit-on pas de semblables sans qu'aucune influence puerpérale soit possible à invoquer, et par le seul fait de l'extension au péritoine de l'influence menstruelle, déviée de la normale dans ces exemples. La malade de M. Depaul n'était pas, a-t-il dit, à son époque menstruelle, et elle était vierge. Mais je pourrais citer ici l'exemple d'une jeune fille de 20 ans, qui vient de succomber dans mes salles, il y a peu de semaines, à une péritonite, dont l'observation pourrait être retracée exactement par la première de celles qu'a données M. Tarnier. Or, cette jeune fille était vierge comme l'élève que cite M. Depaul ; comme elle, elle était en dehors de l'époque menstruelle, mais elle présentait, outre l'épanchement péritonéal, purulent, général et considérable, un gonflement notable de l'une des trompes, dont le pavillon était encroûté de fausses-membranes.

Cette lésion démontre qu'ici, encore, le système utérin a été le point de départ de la phlegmasie séreuse ; ce que tend encore à confirmer l'existence d'une douleur lombaire assez marquée que cette jeune fille accusait comme un des prodrômes de sa maladie et qui était telle, qu'on pensa d'abord à la coexistence d'une néphrite.

L'observation de cette jeune fille prouve, comme celle de M. Tarnier, que la péritonite, là encore, n'a pas été primitive. L'observation de M. Depaul est probablement de même nature, autant qu'on peut en juger par les symptômes (vomissements verdâtres, pouls petit, fréquent, douleurs vives), et en l'absence de tout détail de l'autopsie. Seulement, permettez-moi d'ajouter que rien, dans les faits de ces deux messieurs, ne démontre la contagion qu'ils affirment et que rien n'établit la nature particulière, *puerpérale* de la maladie, malgré la dénomination de *fièvre puerpérale* qu'ils lui donnent.

La seule circonstance est la présence de leurs élèves au milieu de femmes malades. Mais est-ce là une preuve sérieuse ? Est-ce là une démonstration ? J'avoue que, pour ma part, je n'en vois nulle trace, et que j'attends, pour voir là des faits de contagion, des motifs plus péremptoires, des déductions plus rigoureuses. L'observation de la jeune fille que j'ai observée était de tous points semblable à celle de la malade de M. Tarnier et à celle que cite M. Depaul, et cependant elle n'avait absolument rien de commun avec la puerpéralité et avec les milieux où se rencontrent des femmes en couches ; elle est venue de la ville, alors qu'elle était déjà malade. Non, ce ne sont pas là des exemples bien établis d'affections particulières, de formes distinctes nées du contact des malades. Cette assertion ne résiste pas à une analyse attentive. Ce sont là de simples coïncidences et non des rapports de cause à effet.

Est-il donc si singulier, d'ailleurs, que sur un nombre considérable de jeunes femmes qui passent à la Maternité et à la Clinique, trois, quatre, ou même, si l'on veut, dix d'entre elles sont atteintes de péritonites, au moment de leurs règles, ou après cette époque ?

Est-ce chose étrange que cette maladie en pareille circonstance, et les élèves sages-femmes, parce qu'elles sont élèves de la Maternité ou de la Clinique, doivent-elles être de toute nécessité indemnes d'affections que nous voyons se développer sur d'autres femmes, elles surtout qui sont soumises à une existence beaucoup plus fatigante que les personnes de leur sexe ne le sont d'ordinaire. Et quand, en tant que femmes, elles seront atteintes de ces mêmes affections, faudra-t-il aussi, de toute nécessité, croire qu'elles soient malades par le fait de l'influence épidémique qui frappe les malades qu'elles soignent, parce qu'elles sont en contact avec ces dernières ?

Non, encore une fois, j'ai beau chercher, je ne vois pas dans ces faits des exemples de contagion démontrée ; on ne fournit aucune preuve, car affirmer n'est pas prouver! Non, je ne vois pas là une forme particulière de péritonite qui puisse être séparée des autres exemples à titre de variété spéciale et dite *puerpérale*. Je ne vois là que la coïncidence suivante : fréquentation de femmes malades et apparition d'une maladie qui se développe aussi ailleurs sous la même forme et en dehors de cette fréquentation. Enfin, aucun de ces exemples n'est de nature à isoler la péritonite de toute lésion, et notamment de celle des organes utérins.

Je me crois donc autorisé à considérer, ainsi que les exemples que j'ai observés m'ont conduit à le faire, la péritonite chez les femmes en couches comme une affection secondaire. Et je crois que les rapprochements tentés par M. Lorain, que les observations de MM. Depaul et Tarnier que je viens d'examiner, ne détruisent pas cette donnée nosologique bien importante dans la question qui nous occupe, abstraction faite des remarques que je pourrai avoir encore à reproduire sur ces derniers documents quand j'étudierai un autre point de vue de la maladie dont vous voulez bien me permettre de vous entretenir.

Je termine ici cette lettre déjà bien longue, en vous priant, cher maître, de recevoir l'expression nouvelle de toute mon affection.

Votre dévoué de cœur,

BÉHIER.

Cher maître,

Dans les trois lettres qui précèdent, et que vous avez bien voulu recevoir avec bienveillance, comme vous recevez celle-ci, j'ai eu l'honneur de vous exposer les résultats auxquels m'avait conduit l'étude attentive des lésions anatomiques, chez les femmes qui ont succombé dans mon service. Ces lésions, j'ai besoin de le répéter ici, ont été relevées d'après des autopsies que j'ai faites moi-même et dont j'ai encore le détail sous les yeux en ce moment. Elles étaient le triste complément d'observations prises chaque jour au lit du malade.

Si je fais à nouveau cette remarque, c'est que je veux établir bien nettement la valeur des observations sur lesquelles je m'appuie, et bien vous convaincre, mon cher maître, que, dans l'examen de cette question, je n'ai jamais avancé d'un seul pas sans avoir sous le pied que je mettais en avant, une base solide reposant sur des faits examinés, retournés en tous sens, et discutés à part moi. Je ne cherchais pas à vérifier telle ou telle opinion sur la maladie que j'étudiais, mais je me proposais de constater des faits et d'en tirer des déductions, c'est-à-dire de reconstruire par la seule observation l'histoire des suites de couches et des accidents qui peuvent les compliquer. Je me suis attaché dès lors à me mettre, autant qu'il était en moi, en garde contre toute illusion, contre tout entraînement. Pour l'appréciation des exemples que j'ai eus sous les yeux, je me suis imposé un calme, une sévérité et une lenteur qui, seuls, pouvaient me conduire à des résultats acceptables. Bien convaincu que le temps est un élément indispensable de toute étude, j'ai longtemps attendu, j'ai multiplié les observations avant de me poser des conclusions; ces conclusions je les ai discutées à part moi avant de les accepter, et je les ai contrôlées ensuite en présence de nouveaux faits. Dans toute question, sous peine d'aider seulement à l'obscurcir (et je doute qu'il y en ait peu de plus obscurcie que celle qui nous occupe), il est indispensable de bien établir la portée des documents que l'on produit à titre d'éléments de la discussion et de préciser avec rigueur les termes que l'on veut livrer à la circulation comme monnaie courante. Cette rigueur, c'est l'effigie qui assure la confiance du public sur la valeur de ce qu'on livre à son acceptation.

Si vous voulez bien le permettre, je rechercherai, si tout porte bien une telle marque, quand j'arriverai, comme je le ferai bientôt, à la discussion des opinions diverses émises sur la question qui nous occupe.

Avant de résumer en peu de lignes les altérations anatomiques que j'ai pu relever, permettez-moi d'ajouter l'indication de deux lésions qui compléteront le tableau. Sur un nombre peu considérable de femmes, 12 à 14 environ, j'ai trouvé le tissu cellulaire au niveau du col, infiltré de pus phlegmoneux, soit en avant, au niveau du repli vésico-utérin, soit en arrière, dans le tissu cellulaire qui sépare le col utérin du rectum ou bien encore de l'un ou de l'autre des deux côtés toujours au niveau du col. Cette infiltration paraît n'être autre chose que l'extension de l'altération des veines. Ainsi il est rare que les quatre régions que j'indiquais soient infiltrées à la fois de pus. Et dans la disposition de cette lésion on n'observe pas qu'elle s'étende et qu'elle s'irradie sans règle et sans direction, comme le pourrait faire une inflammation primitive et idiopathi-

que du tissu cellulaire. Presque toujours, au contraire, l'infiltration purulente que je signale est marquée du côté où se rencontrent les altérations des grosses veines, et surtout du côté où se
retrouvent celles des veines plus petites du col, qui peuvent être
en nombre tellement considérable, que le tissu ait une coloration
puriforme. Chez une femme, notamment, tout le pourtour du col
de l'utérus en dehors était entouré d'un tissu cellulaire gorgé de
pus, alors que le col, dans toute sa circonférence, offrait du pus
dans le tissu quasi-érectile qui le constitue.

Ailleurs, l'infiltration du pus du tissu cellulaire offrait la disposition suivante. Au niveau du col, à gauche, on trouvait une plaque
purulente à peu près de la largeur d'une pièce de un franc, et deux
prolongements, deux traînées véritables de pus imprégnaient
le tissu cellulaire : l'une remontait le bord gauche de l'utérus
jusqu'à l'insertion des annexes à l'angle gauche de cet organe, et
l'autre s'étendait vers le paquet pampiniforme dont les veines
étaient purulentes. Enfin, une autre fois, la traînée purulente
suivait le ligament rond jusqu'à la paroi abdominale, et à l'insertion de ce dernier elle s'étalait en une large plaque également purulente.

C'est dans les cas où cette infiltration du tissu cellulaire existe que
le pus se rencontre dans les lymphatiques. Cette altération du tissu
cellulaire péri-utérin et péri-veineux (car on lui voit encore suivre
le trajet des veines du ligament large dans certains exemples), me
paraît la condition habituelle, je dirai presque nécessaire de la
présence du pus dans les lymphatiques. J'ai rencontré à peine 7
exemples de cette injection purulente des lymphatiques. Dans l'un
d'eux les lymphatiques, émanant d'une infiltration purulente dans
le tissu cellulaire, au niveau de la face postérieure du col de
l'utérus gagnaient, chargés de pus, la partie antérieure de la région
lombaire, et le même liquide distendait le canal thoracique.

Dans une autre observation, le pus occupait les deux parties latérales de l'utérus, surtout la gauche, des vaisseaux lymphatiques distendus par du pus accompagnaient les deux veines ovariques, jusqu'au niveau de leur abouchement avec les gros vaisseaux, et étaient développés et nombreux principalement autour de la veine gauche. Les ganglions lymphatiques prélombaires étaient, dans ces deux exemples, d'une couleur rouge, mêlée de points jaunâtres ; le liquide qui s'en échappait par la pression était d'un rouge trouble et d'apparence puriforme.

Je n'insisterai pas sur la description des abcès métastatiques dont j'ai rapporté par occasion un exemple dans les lettres précédentes. Ces faits sont rares relativement ; ainsi, ils se sont manifestés dans la proportion que voici. Abcès métastatiques bien tranchés du poumon, 5 cas. — Noyaux d'hépatisation grise souvent fort étendus, 3 observations. — Plus, cas douteux de cette dernière lésion, 2 exemples. — Injection purulente des lymphatiques du poumon, 1 fois. Nous y joindrons : Abcès métastatiques du foie, 2. — Collections purulentes des membres, 6.

Ce serait allonger inutilement cette lettre que de décrire ces lésions.

Si maintenant nous résumons rapidement le tableau des altérations anatomiques que j'ai pu rencontrer, nous verrons que, sur 85 autopsies, nous avons trouvé :

Du pus dans les veines utérines. . . . . 84 fois.

Que sur 65 autopsies (car, ainsi que je vous l'ai dit, il faut me restreindre à ce nombre au point de vue de certaines lésions que je ne recherchais pas encore avant), nous avons rencontré :

De la gangrène simple de l'utérus. . . . . 11 fois.

De la pourriture d'hôpital (variété diphthéritique) . . 22 fois.

De la péritonite tout à fait localisée aux annexes. . . 28 fois.

De la péritonite plus étendue, mais surtout intense
au niveau des annexes. . . . . 16 fois.

De la péritonite assez universellement intense et assez
étendue pour qu'on ne puisse se prononcer sur son
point d'origine. . . . . 5 fois.

Lésions des trompes. . . . . 20 fois.

Lésions des deux ovaires.. . . . , ... 16 fois.

Lésions de l'un des ovaires . . . . 19 fois.

Infiltration purulente du tissu cellulaire au niveau du
col et des vaisseaux . . . . 14 fois.
(Chiffre peu précis.)

Lymphangite abdominale . . . . · . . . . 7 fois.

Abcès métastatiques du poumon. . . . . 5 fois.

Noyaux d'hépatisation grise du poumon. . . . . . . 3 fois.

Cas du même genre moins précis . . . . 2 fois.

Injection purulente des lymphatiques du poumon . . 1 fois.

Abcès métastatiques du foie. . . . . 2 fois.

Collections purulentes des membres . . . . 6 fois.

De ces lésions, comme vous le voyez, mon cher maître, le pus
dans les veines, c'est-à-dire la phlébite, est de beaucoup la plus
fréquente. Elle domine toute la question anatomique. Les autres
lésions ne font qu'ajouter un élément de destruction souvent
rapide à l'état des malheureuses femmes en couche déjà frappées
par l'inflammation des veines.

Cette combinaison de plusieurs états graves est un fait d'une
grande importance, sur lequel on n'a peut-être pas assez insisté
pour l'appréciation des nuances qui peuvent être relevées dans
l'état des malades de cette sorte.

Je ne puis pas, comme vous le voyez, mon cher maître, refuser
aux lésions locales une part prépondérante, et même pour rendre
toute ma pensée, une valeur absolue en tant que lésions primitives.

4

L'utérus a *toujours* été altéré dans les cas dont j'ai été témoin (car il l'était sur la seule femme qui n'a pas présenté de pus dans les veines utérines), et cette altération a *toujours* été une phlébite compliquée habituellement de l'une des lésions que j'ai étudiées plus haut. Car la phlébite, sans complication de gangrène, de pourriture d'hôpital où de péritonite, n'a été observée que 10 fois.

Les lésions locales dans mes observations ont donc été *constantes*.

Hélas! cher maître, je rentrerais par cette remarque au nombre des *localisateurs* et des *organiciens*. Je fais profession cependant de n'être ni l'un ni l'autre, pas plus que je ne suis *vitaliste*, si par ces mots il faut entendre que j'adopte telle ou telle des doctrines qu'ils retracent comme une doctrine absolue, complète, régissant toutes les opinions médicales de celui qui se range sous telle ou telle dénomination. — Dans une science aussi peu faite que l'est et que le sera peut-être jamais la nôtre, toute interprétation exclusive, toute doctrine absolue, me semble beaucoup s'éloigner de ce que j'appellerais volontiers le bon sens. Je ne suis ni organicien, ni vitaliste quand même. Je vais, en simple que je suis, cherchant la vérité à l'aide de toutes les doctrines. J'observe, dans les faits que j'étudie, des actes qui me révèlent l'influence de forces; mais ces forces ne se manifestent à moi, ne me deviennent tangibles que par la présence et le jeu des instruments sur lesquels elles s'appliquent et qui sont les organes. Au lieu de tout rapporter aux forces ou de tout attribuer aux instruments, j'aime mieux emprunter, selon ce que me dit mon bon sens, tantôt aux déviations des unes, tantôt aux modifications des autres, l'interprétation des exemples que j'observe. J'ai plus de goût pour ce que le cardinal de Retz appelait le *sage milieu*, que pour les doctrines exclusives, et s'il me fallait absolument porter au dos une étiquette, je préférerais celle d'éclectique (sans atta-

cher à ce mot bien entendu le sens que lui donnent les philoso-
phes de profession).

Faisant donc abstraction de ces désignations, qu'il m'importe très
médiocrement, du reste, de me voir ou non appliquer, je répète
que, dans mes observations, il y a toujours eu une lésion locale des
organes utérins. J'ajouterai que cette lésion a toujours été antérieure aux grands symptômes généraux qui se sont développés et
qui trouvent en elle l'explication légitime de leur apparition. C'est
là, en effet, le nœud de la question. Voyons ce que dit à ce sujet
l'appréciation des symptômes.

Le premier point que va bien établir leur étude, c'est que les
faits dont j'ai été témoin étaient bien de la même nature et étaient
même complétement identiques avec ceux qui, soit à la Maternité,
soit à la Clinique d'accouchements, ont servi de base aux travaux de
MM. Charrier, Tarnier, Lorain, comme aux opinions de MM. Dubois,
Depaul, Danyau et autres qui, tous, sont partisans de l'existence
d'une maladie particulière qu'ils désignent sous le nom de *fièvre
puerpérale*. Cette identité de symptômes ne permettra guère, je
suppose, de dire, comme cela a été fait par anticipation par les
uns, et avec une affirmation presque dédaigneuse par quelques
autres, que les faits du genre de ceux que je produis n'étaient pas
des exemples de *fièvre puerpérale;* que la maladie observée à la
Maternité et à la Clinique était bien différente de celle qu'on rencontrait dans les autres hôpitaux. Voyons les faits, nous verrons
après la réalité ou la nullité de l'objection.

Quelle que soit d'ailleurs mon opinion sur la nature et sur l'origine de ces symptômes, il faut, pour les comparer à ceux de la
prétendue fièvre puerpérale, les prendre à une même période dans
les auteurs que j'indique et dans mes observations. Ces symptômes,
à cette période, ont été un frisson violent développé, en moyenne,
du deuxième au troisième jour après l'accouchement, quelquefois
peu d'heures après. Ce frisson, que d'autres signes précèdent selon

moi, doit être bien distingué, d'une part, d'un frisson qui se manifeste immédiatement après l'accouchement, et d'autre part, de frissons qui peuvent aussi se rencontrer dans les jours qui suivent et qui
ont une valeur différente. En effet, j'ai toujours recherché, chez
les femmes que j'ai observées, s'il y avait eu du frisson immédiatement après la couche, et j'ai toujours constaté, à fort peu d'ex-
ceptions près, qu'il en avait été ainsi. Ce frisson, chez la plupart
des femmes, est léger, et dure peu de minutes, un quart d'heure
à peine. Chez d'autres, au contraire, j'ai vu accuser un frisson
d'une heure de durée, d'une grande intensité, sans que ces femmes
aient rien éprouvé par la suite qui dérangeât la marche régulière
de leur couche. J'ai pu faire cette remarque un nombre assez considérable de fois ; malheureusement je ne puis vous donner, à cet
égard, un chiffre précis, forcé que je serais de dépouiller un nombre considérable d'observations. Mais je puis vous affirmer que,
pour ne pas être chiffré, le fait n'en est pas moins exact. Plus tard,
je livrerai des documents plus précis sur ce point comme sur beaucoup d'autres ayant trait aux phénomènes de la grossesse et à
ceux de l'accouchement ; mes notes les comportent, et je les
réunirai.

Si j'ai insisté sur ce frisson, qui suit immédiatement la couche
et qui peut être long et violent sans se rattacher à un état pathologique, c'est qu'on voit rapporter dans beaucoup d'écrits que
le frisson initial de la fièvre puerpérale commence quelquefois
immédiatement après l'accouchement. Il serait bien possible que
ces faits fussent seulement des exemples de frisson physiologique, si je puis m'exprimer ainsi. Jamais, dans les faits que
j'ai observés, même chez des femmes qui, à mon sens, étaient
déjà malades au moment de la couche, je n'ai rencontré, immé
diatement après la couche, ce frisson prétendu initial, le seul qui
soit important à étudier, le seul qui soit suivi de réaction. Il y a,
en général, plusieurs heures au moins entre la couche et ce fris-

son et il faut bien remarquer que, chez les femmes qui ont présenté un frisson si rapide dans son apparition, l'accouchement avait été généralement très prolongé.

L'autre variété de frisson qu'il convient de distinguer de celui que nous considérons en ce moment est constituée par de petites atteintes légères, répétées, irrégulières dans leur retour, qu'on peut observer au moment de la fièvre de lait ou même avant et sans lien aucun avec le mouvement vers les mamelles. Nous reviendrons sur la valeur de ce symptôme, signalé avec cette forme, mais mal interprété, selon moi. Toutefois, il ne saurait ressembler au frisson dont nous nous occupons ici, et qui marque la venue de symptômes très graves.

En même temps le pouls s'est élevé à 120, 130, 144 et même 152 pulsations, sans caractères tranchés de force ou de petitesse, sauf certains cas dans lesquels, par exemple, l'élément péritonéal, prédominant au milieu de l'ensemble symptomatique, aidait à la dépression du pouls. La chaleur de la peau se manifestait sans être habituellement âcre et vive; elle était surtout marquée sur l'abdomen, et, même dans cette région, elle était d'ordinaire peu en rapport avec l'accélération du pouls.

Dans quelques observations nous avons constaté un peu de moiteur de la peau, sans refroidissement, et souvent nous avons rencontré ces larges congestions de la peau, occupant sur l'avant-bras et le dos des mains ou sur toute autre région, des surfaces assez étendues. Ces rougeurs superficielles, disparaissant momentanément sous la pression du doigt, pour revenir promptement ensuite, qui ont été désignées, bien à tort, par l'épithète de scarlatiniformes, sont tout à fait semblables à ce qu'on observe chez les malades atteints de fièvre typhoïde.

La soif a été presque toujours vive. La langue, blanchâtre, collante, n'offrait que très rarement, ainsi que les dents, un enduit fuligineux, mais, comme les dents, comme les gencives et comme le bord des lèvres, elle était couverte d'un enduit pulpeux, sortes de mucosités épaissies, parfois assez abondantes, surtout sur les gencives et sur les dents latérales.

La respiration courte, souvent sans grande gêne pour la malade, quelquefois, au contraire, très cruellement anxieuse, a rarement été au-dessous de 28 inspirations par minute, et souvent à 32. Je trouve plusieurs faits où j'ai noté 44, 48 et même 52 et 64 inspirations par minute. Cette gêne de la respiration est déjà une première cause de l'altération de la parole, qui était souvent anhélante et entrecoupée, et ailleurs, était incertaine et tremblotante, les réponses étaient alors lentes, faites d'un air étonné, et témoignaient d'un certain degré de délire, dont la forme a toujours été calme.

Je n'ai vu qu'une seule fois, je ne dirai pas de la violence, mais un besoin de mouvement qui a nécessité des moyens de contention. Chez la totalité des femmes, c'était la forme du subdélirium propre à l'état typhoïde ou à l'adynamie, et non la forme violente de l'ataxie. Chez une seule j'ai noté, peu de temps avant sa mort, une gaîté calme, non bruyante, mais qui contrastait singulièrement avec la gravité de la situation. Il y a eu chez quelques femmes, surtout pendant la nuit, un peu d'agitation et des mouvements de la totalité du corps, sans violence, mais assez mal calculés pour que plusieurs soient tombées de leur lit. Nous n'avons eu que très rarement à observer ces formes de délire tranquille pendant lequel les malades se lèvent, marchent en silence, tout en titubant, sans but bien déterminé, et se laissent recoucher sans résistance, tout en marmotant des paroles sans suite. Chez une femme, cependant, ce fait a été observé une fois pendant la nuit.

Les forces étaient épuisées, et le plus souvent la malade restait étendue sur le dos les yeux fixes ou demi-fermés, sans mouvements autres que ceux des bras qu'elle portait au-dessus de sa tête, en gémissant quelquefois d'une façon incessante ou seulement en poussant de temps en temps des soupirs profonds et bruyants. D'autres accomplissaient ces mouvements d'une sorte de jactation sans proférer aucune plainte. Cette position des bras sur la tête ne paraît pas toujours résulter de l'existence d'une céphalalgie intense, c'est pour les malades une manière de tenir les membres supérieurs qui, lorsqu'ils quittent cette position, tombent souvent hors du lit par suite de la dépression des forces. Plusieurs cependant ont accusé une céphalalgie, qui d'ordinaire ne présentait pas une très grande acuité.

La face, par son apparence, est un nouveau signe de l'affaiblissement général. Loin de présenter constamment une rougeur en rapport avec l'accélération du pouls et avec la chaleur de la peau, elle était habituellement pâle, un peu jaunâtre même, chez quelques malades, on put constater par instant des bouffées subites de rougeur de toute la face, ou seulement un peu de coloration des deux pommettes, coloration variable, du reste, chez un même sujet, selon les moments divers. La face était, en outre, profondément altérée et comme décomposée, pour me servir d'une expression vulgaire, mais qui peint bien le désordre subi par les traits. Elle n'a pas été ce qu'on appelle grippée, sauf les cas où il survint, comme je le dirai tout à l'heure, une prépondérance des phénomènes péritonéaux ; mais cependant j'ai observé assez souvent une excavation des yeux.—Ce dernier symptôme est en rapport avec l'intensité d'un autre phénomène dont j'ai appris à redouter profondément la présence ; je veux parler de la diarrhée. Ce signe a été à peu près constant ; sur 69 malades, par exemple, il n'a manqué que 11 fois, encore avait-on affaire, dans ces cas, presque uniquement à des malades qui ont succombé à des gangrènes traumatiques. Cette diarrhée, que les femmes cherchent toujours à expliquer par l'abondance des gaz qui les tourmentent, est souvent très répétée, et constitue un signe des plus importants pour le diagnostic : son existence est surtout d'un pronostic on ne peut plus défavorable.

Comme autre symptôme intestinal important, j'ai noté un ballonnement souvent considérable qui s'est promptement développé chez la presque totalité des malades, même chez celles qui, à l'autopsie, n'ont présenté aucune trace de péritonite généralisée ou circonscrite.

Plus tard, l'affaissement allait en augmentant, la face se couvrait de sueur ainsi que tout le corps ; dans certains exemples, les membres se refroidirent, la malade tomba dans un état de coma dont elle sortait assez facilement pour répondre soit avec assez de lucidité, soit, ce qui était plus habituel, avec hésitation ou avec incohérence. Dans ce coma, ou même sans qu'il existe, les malades exécutent, en tremblotant, des mouvements de carphologie et meurent sans crise violente. La mort, chez beaucoup d'autres, est venue au milieu de l'état de faiblesse et de prostration que je viens de décrire sans qu'il y ait eu de délire.

Si nous voulions compléter ce tableau, nous mentionnerions encore les nausées, les vomissements, le hoquet, qui se sont manifestés au milieu de cet ensemble auquel ils se sont ajoutés, surtout lorsque les lésions péritonéales sont devenues étendues et importantes. Dans un petit nombre d'observations, j'ai vu, au moment de cette sorte d'éclat péritonéal, se développer une sensibilité abdominale assez vive. Ce dernier fait a été rare. Car, au contraire, j'ai toujours constaté que les femmes cessaient d'accuser la douleur spontanée, ou encore celle qui se développe lors de la pression abdominale, même dans le cas de péritonite, à mesure que se prononçait leur état général d'affaissement.

Quand cet ensemble de phénomènes généraux se produit, la sécrétion lactée se supprime d'ordinaire , ou elle diminue seulement, dans quelques cas, et les seins restent encore un peu durs à la base. Le plus habituellement ils sont flétris. Les lochies ne se sont pas aussi complétement et aussi généralement supprimées qu'on l'a dit souvent, et que le croient encore beaucoup de praticiens. Elles diminuent fréquemment d'abondance, mais elles peuvent persister jusqu'à la fin, et surtout elles changent d'aspect, deviennent noirâtres et souvent très fétides, ce qui, comme vous le voyez à l'avance, doit correspondre et a correspondu , en effet, aux exemples de pourriture d'hôpital que j'ai eu l'honneur de vous rapporter.

Tel est l'ensemble des symptômes que j'ai constatés chez les femmes que j'ai perdues dans mon service. Ne trouvez-vous pas qu'il est de tous points semblable au tableau que M. Depaul a présenté fort en raccourci dans la discussion à l'Académie ? N'est-il pas de tous points le même que le résumé de M. P. Dubois dans la même circonstance, et que l'exposé de M. Tarnier (p. 40).

J'ai bien des fois, depuis que la discussion académique m'a forcé à résumer mes faits, comparé ce que j'avais observé avec ce que décrivent les auteurs que je viens de vous rappeler, et il me paraît bien difficile de trouver une seule différence, si petite qu'elle soit. Si je ne craignais d'abuser de votre attention bienveillante, je transcrirais ici les passages des deux discours que je rappelais tout à l'heure et la partie de la thèse de mon élève et ami M. Tarnier, dans laquelle il résume les signes de la fièvre puerpérale, et vous verriez quelle éclatante identité.

Les détails qui précèdent et qui ne sont que le dépouillement de mes observations prouvent donc que j'ai eu à étudier la même maladie que ces messieurs et qu'on ne peut pas prétendre que ce que j'ai vu n'est pas la *véritable fièvre puerpérale*, puisque ce que j'ai vu a offert les mêmes signes et a eu malheureusement uñe même terminaison. Autrement, si ce n'est pas là la *fièvre puerpérale* de ces auteurs, quels seraient donc les signes de leur fièvre puerpérale, à quels symptômes la pourraient-ils reconnaître? Mais non, il y a identité parfaite, et je crois que cette négation n'est plus possible en présence du détail des symptômes et de l'époque du début de ces accidents. Je reviendrai nécessairement, du reste, sur ce dernier point.

C'est ici, mon cher maître, que doit trouver place un fait qui, je l'espère, ne vous paraîtra pas indifférent. Loin de penser, avec les auteurs que je signalais tout à l'heure, que la maladie *commence* au moment où l'on observe ce frisson qu'ils ont appelé *initial*, je crois, d'après ce que les observations m'ont appris, que ce frisson marque le début de la période *finale, ultime* de la maladie, et non celui du *premier* développement.

Permettez-moi de vous exposer ces remarques, en vous indiquant rapidement comment j'y ai été amené.

Lorsque, découragé, comme j'ai eu l'honneur de vous le dire dans ma première lettre, par des pertes successives, je résolus, en 1854, de me mettre à étudier sérieusement l'affection si meurtrière que j'avais sous les yeux, en oubliant ce que j'avais pu apprendre ou penser sur cette maladie, et en m'en prenant seulement aux faits, la première particularité qui me frappa fut le volume considérable que conservait l'utérus chez les femmes qui succombaient. Je me dis que, peut-être, en obtenant le prompt retour de cet organe sur lui-même, j'éviterais une grande part des accidents. Je me mis donc à mesurer l'utérus chez toutes mes femmes, en hauteur du pubis au fond de l'utérus, et en largeur d'un bord à l'autre, et j'essayai l'usage du seigle ergoté. La tentative fut malheureuse ; le seigle, loin d'offrir le moindre avantage, me parut nuisible.

En mesurant toujours, je m'aperçus bientôt que, chez certaines femmes qui n'avaient pas de fièvre, qui n'accusaient aucune douleur spontanée vers l'utérus, je déterminais un certain degré de douleur par mes recherches pour préciser la mensuration. Cette sensation, que j'attribuai d'abord, comme je l'avais entendu faire plusieurs fois à des accoucheurs, à la fatigue éprouvée par l'utérus pendant l'accouchement, me parut cependant inégalement répartie chez les femmes. Les unes l'offraient à un haut degré, elle manquait complétement chez les autres; il y avait donc là un état pathologique. Par une filiation d'idées assez naturelle, la douleur appela l'émission sanguine; j'essayai l'emploi des sangsues, mais bien timidement et avec la crainte que me donnaient, à propos d'un moyen spoliateur, les idées d'un affaiblissement général chez la femme en couche et le peu d'efficacité signalée pour cet ordre de moyens dans la *fièvre puerpérale*. Cependant, je vis l'utérus diminuer promptement de volume sous l'influence de ce moyen. A partir de ce moment, tout en mesurant, je cherchai, en outre, l'existence de la douleur, et, en étudiant de plus près, je constatai d'abord que cette douleur siégeait au niveau des parties latérales et surtout au niveau des angles de l'utérus, ce que, dans mes notes, je désignais sous le nom de *cornes* de cet organe. Bientôt, précisant davantage et devenant plus scrupuleux en même temps que plus expert dans ce genre d'exploration, voici ce que je finis par reconnaître à l'aide de progrès successifs.

Chez une femme dont la couche marche régulièrement, si la main de l'observateur, placée dans la pronation sur l'abdomen, embrasse le fond de l'utérus et le saisit entre le pouce et le médius, de manière à ce que ces deux doigts soient placés chacun sur un des angles qui unit les bords latéraux au fond de l'organe, on trouvera que les annexes, au point où elles s'insèrent sur le corps de l'utérus, sont souples sous le doigt et ne sont, à la pression, le siége d'aucune douleur. Cette souplesse continue tout le long des annexes, qui se portent vers les fosses iliaques, en descendant sur les côtés de l'utérus, et ces parties perceptibles sous le doigt donnent la sensation d'un corps mou, comme le serait un canal vide, un intestin de petite dimension. Sur aucun des points de leur trajet on ne détermine de douleur par la pression. Cette souplesse et cette absence complète de douleur se retrouvent à tous les moments, même immédiatement après l'accouchement, chez les femmes qui parcourent d'une façon régulière toute la période de leurs suites de couches. Voilà l'état normal.

Chez d'autres femmes, au contraire, on trouve tantôt à droite, tantôt à gauche, et quelquefois des deux côtés, une corde plus ou moins volumineuse, dure, donnant la sensation d'un corps gonflé, par-dessus lequel le doigt qui explore de haut en bas saute tout à coup, en quelque sorte. La pression de ce point ainsi tuméfié détermine toujours une douleur variable et d'ordinaire en rapport avec le volume, qui peut être assez considérable pour donner la sensation que produirait le doigt annulaire d'un adulte, apprécié à travers les parois abdominales. Ce gonflement douloureux est d'ordinaire plus marqué au point d'insertion des annexes, vers l'angle de l'utérus, mais il peut se continuer jusqu'au niveau de la fosse iliaque et même exister sur un point du trajet de l'annexe explorée sans que rien de semblable se trouve au niveau de son insertion sur le corps de l'utérus. Ce dernier fait est cependant plus rare.

Ce signe se rencontre chez des femmes qui n'accusent aucune espèce de douleur spontanée et n'ont pas la moindre apparence de fièvre (60 pulsations). Au moment où le doigt explorateur arrive sur le point tuméfié, la femme manifeste par un mouvement brusque la douleur qu'elle éprouve, et souvent elle l'accuse en disant : « Ah ! là, vous me faites mal ! » Il n'est pas besoin d'une forte pression pour constater ce signe ; on doit même s'interdire toute violence dans cette exploration, qui porte sur des organes faciles à irriter.

L'étude attentive et plus perfectionnée, si je puis m'exprimer ainsi, de ce signe, m'a permis de reconnaître que souvent il existe deux cordes tuméfiées du même côté, l'une antérieure et l'autre postérieure et un peu plus élevée, mais la tuméfaction de la corde antérieure est beaucoup plus habituellement observée. J'ai constaté quelquefois la présence de ces signes chez les femmes au moment même où elles venaient d'accoucher. Je l'ai trouvée sur des malades immédiatement après la délivrance et, il y a peu de jours encore, je constatais sur une primipare, pendant le travail se prolongeait, une tuméfaction douloureuse de l'annexe gauche, tuméfaction qui a persisté après la couche, et qui, chez elle aussi, a paru être le premier symptôme d'un état devenu très fâcheux. C'est qu'en effet, ce signe est le véritable signe *initial* des accidents; le gonflement perçu va en se dessinant de plus en plus; la douleur que la pression modérée déterminait seule, devient bientôt plus vive, et se révèle lors des mouvements, lors de la toux; le pouls s'élève, la chaleur de la peau s'allume, et un état de maladie appréciable pour tous se manifeste.

L'ensemble de phénomènes alors observés doit être étudié à part, pour établir toute la réalité et toute la valeur de cette période de la maladie, période qui commence au gonflement local avec la douleur locale, non spontanée que je vous indique ici, et qui finit au frisson prétendu *initial*, loin que ce dernier soit le premier signe de maladie. Cettte période, je l'étudierai dans la *Lettre* qui suivra celle-ci; mais avant de la finir, laissez-moi vous donner simplement les chiffres relatifs à la présence de ce signe local, dont j'ai commencé à préciser l'existence vers le mois de mai 1855, et que j'ai toujours étudié depuis.

Ce signe ne se trouve donc pas spécifié ni dans les observations que j'ai recueillies en 1854 ni dans celles des premiers mois de 1855. Il correspond évidemment, sur mes notes qui précèdent l'époque où je l'ai bien isolé, à ce que je désignais comme douleur locale déterminée par la pression, mais il n'y est pas relaté en tant que gonflement. Si donc je défalque de mes observations celles qui précèdent l'annotation spéciale de ce signe, je trouve que, sur 853 femmes, 311 n'ont présenté aucune altération, même locale, pendant toute la durée de leurs couches, qui ont été régulières. Les annexes, explorées chaque jour, ont été constamment trouvées souples, indolentes, à quelque moment que ce fût, même au sortir de l'accouchement. Chez 475 femmes, je n'ai plus trouvé cette régularité ; mais, sur ce chiffre, 132 femmes surtout offraient d'une façon très marquée le signe que j'étudie ici. Les 343 autres l'ont présenté à un faible degré, et figurent en dehors des couches à marche régulière, parce que j'ai dû prendre de certaines précautions de traitement sur lesquelles j'insisterai, précautions qui m'empêchent de considérer ces cas légers comme des femmes dont la couche a été tout à fait normale. A ces 132 femmes qui ont présenté un gonflement douloureux très évident, il convient d'ajouter le chiffre des femmes qui ont succombé depuis le moment où j'ai appris à le bien constater, et qui *toutes, sans exception*, ont présenté ce signe local du début. Ce chiffre est de 67, ce qui élève à 199 le nombre des femmes chez lesquelles le gonflement douloureux des annexes a été très fortement exprimé, et a acquis par conséquent, comme signe pathologique, une valeur non douteuse.

Je m'arrête ici, cher maître, et je reprendrai, dans une lettre prochaine, ce qui a trait à l'étude plus complète de ce signe ; j'essaierai ensuite d'apprécier l'importance qu'il doit prendre pour qui veut établir la véritable signification pathologique de la maladie qui a fait l'objet des travaux que je résume dans ce que j'ai l'honneur de vous écrire ici.

Votre bien dévoué de cœur,

BÉHIER.

Mon cher maître,

En finissant la lettre que j'ai eu l'honneur de vous adresser le 6 de ce mois d'avril, je vous ai indiqué l'existence, chez les femmes en couche, d'un signe local révélant l'état de maladie, lequel est appréciable même avant l'existence des phénomènes généraux. Je vous ai montré que, sur 853 femmes, ce signe avait complétement manqué 311 fois, et qu'alors les couches avaient suivi une marche des plus régulières ; que chez 343 femmes, on avait bien constaté son existence, mais qu'il offrait un développement assez faible, et surtout une persistance assez peu marquée pour que les moyens de thérapeutique employés aient pu en triompher très facilement. J'ai ajouté que 132 femmes avaient offert très nettement l'existence de ce signe, qu'il était arrivé chez elles à un degré d'expression beaucoup plus manifeste, avait offert plus de persistance et demandé par conséquent des soins plus énergiques et plus rigoureux. Enfin que, *sans exception,* chez 67 femmes qui avaient succombé, il avait été rencontré avec toute la plénitude de son développement, c'est-à-dire que depuis le moment où j'avais appris à rechercher l'existence de ce désordre, il avait été *constamment* trouvé comme symptôme saisissable chez les femmes qui avaient ultérieurement succombé.

Ce signe, permettez-moi de le rappeler, est le gonflement douloureux des annexes.

Il peut être constaté de très bonne heure, même au moment où les femmes n'offrent aucun phénomène fébrile (60 pulsations).

Il siége tantôt d'un seul côté, tantôt des deux côtés à la fois.

Il est surtout perceptible au point où les annexes rejoignent l'utérus.

Il peut être perceptible tout le long de leur parcours jusqu'à la fosse iliaque.

Il peut encore, quoique cela soit plus rare, être observé sur un point de leur parcours autre que le niveau de l'insertion des annexes à l'utérus.

Quelques précautions sont nécessaires dans cette recherche, assez facile, d'ailleurs, pour que tous les élèves qui ont passé par mon service soient devenus assez familiers avec elle.

Il faut d'abord bien déterminer la place de l'utérus, car certaines circonstances peuvent faire varier, d'une manière sensible, la situation de cet organe, et nulle n'est plus influente à ce sujet que l'état de plénitude ou de vacuité de la vessie. Souvent j'ai observé que des femmes accouchées depuis plusieurs heures (sept et même neuf heures) n'avaient pas uriné depuis leur couche. La compression, la contusion même du méat urinaire par la tête de l'enfant, ou d'autres fois l'éraillement et la déchirure de la partie supérieure et latérale de la vulve, au niveau des petites lèvres, entraînent une douleur qui fait redouter l'émission des urines retenues alors obstinément. Chez d'autres femmes qui n'offrent aucune déchirure de la vulve et qui ont eu une couche facile, le besoin d'uriner n'est pas perçu, malgré la plénitude de la vessie, dont le bord supérieur peut remonter alors jusqu'à 12 ou 14 centimètres au-dessus du pubis. Il semble, dans ces cas très singuliers, que l'absence d'une pression suffisante des parois abdominales permette la distension indéfinie de la vessie sans éveiller la sensation qu'il semblerait si naturel de voir éprouver, alors que ce réservoir contient un litre à un litre et demi, à peu près, d'urine, quantités que j'ai observées.

Dans cet état de plénitude de la vessie, on voit ce viscère se dessiner au-dessus du pubis, avec sa forme globuléuse et c'est au-dessus de lui qu'on peut voir, par la seule inspection extérieure, l'utérus généralement déjeté à droite et remonté dans le flanc droit ou même vers l'hypochondre du même côté, situation dont la palpation confirme l'exactitude en même temps qu'elle permet d'étudier plus en détails l'état de cet organe. Loin donc d'être refoulé dans le bassin et d'être masqué par la vessie distendue, l'utérus est refoulé par elle vers la partie supérieure. Et il est facile de comprendre le mécanisme de cette locomotion quand on réfléchit que la vessie, n'éprouvant aucune résistance de la part de la matrice, dont les ligaments, devenus beaucoup plus longs, ne sont pas encore revenus sur eux-mêmes, déprime facilement le vagin, s'étale sans obstacle dans le bassin qu'elle remplit, et repousse ainsi l'utérus vers le lieu qu'il occupait pendant la grossesse. Et c'est si bien là la cause du déplacement de cet organe, que, sans qu'on change la position de la femme, il redescend par son pro-pre poids derrière le pubis, à mesure qu'on vide la vessie avec une sonde.

Cette différence de position de la matrice, par suite de la plénitude de la vessie, peut être considérable. Ainsi, j'ai vu l'utérus mesuré de la partie supérieure de l'arcade pubienne à son fond et d'un bord à l'autre, présenter 21 centimètres de hauteur sur 14 de largeur avant l'évacuation de la vessie et n'être plus qu'à 12 centimètres sur 14 après le cathétérisme; ailleurs, 21 sur 16, devenir 13 sur 16; 21 sur 12 réduits à 10 sur 12; 20 sur 13 à 11 sur 10; 14 sur 8 à 7 sur 8; 11 sur 7 à 5 sur 7.

Ces mesures, prises avec autant de rigueur que possible, peuvent, surtout dans l'appréciation de la largeur, offrir quelques imperfections; je ne les donne qu'à 1 centimètre près. Elles démontrent clairement, du reste, le fait que j'énonce, à savoir la locomotion en hauteur de l'utérus, à propos de la plénitude de la vessie. Vous pouvez remarquer également, relativement à ces chiffres, que dans certains exemples la largeur elle-même a diminué par le fait de la vacuité de la vessie. C'est que, en effet, lorsque l'utérus fait ainsi une saillie plus marquée, la largeur est souvent plus nettement appréciable que quand il est retombé dans le bassin; mais vous noterez que, dans aucun cas, les différences n'ont été aussi considérables entre les chiffres de la largeur qu'entre les chiffres de la hauteur. A peine, pour les premiers, trouve-t-on 2 ou 3 centimètres, tandis que, pour les seconds, il y a souvent différence de moitié : 21 remplacé par 10 ; 14 par 7 ; 11 par 5, etc.

Ce fait a été constant; je pourrais produire plusieurs centaines d'observations à titre d'exemples. Enfin, pour en finir avec ce point, nous avons remarqué que d'ordinaire l'utérus, revenu derrière le pubis, offrait en largeur 2 à 3 centimètres de plus qu'en hauteur : ce qui peut être facilement expliqué par cette remarque, que la partie la plus inférieure du globe utérin disparaît au-dessous de l'arcade pubienne tandis que, d'une annexe à l'autre, la mensuration est plus facile. Chez toutes les femmes qui ont succombé, la largeur de l'utérus, mesurée à l'autopsie, d'une annexe à l'autre a généralement été égale à ce que donnait la mesure prise en hauteur du fond au niveau du col.

De ce qui précède résulte donc, pour apprécier convenablement l'état de l'utérus par la palpation, la nécessité de s'assurer de la vacuité de la vessie. Au reste, il est utile d'étudier l'état des annexes avant comme après ce cathétérisme préliminaire. Souvent, en effet, elles sont plus facilement appréciables sur l'utérus refoulé en haut et à droite que sur cet organe retombé dans le bassin, seulement il faut bien être prévenu que, chez certaines femmes, cette

rétention d'urine, souvent si considérable, développe de la douleur sous la pression de la main qui explore, douleur qui disparaît
lorsque l'urine est expulsée, et qui ne correspond pas, du reste, à
un gonflement des annexes.

Une seconde précaution indispensable pour bien constater et
pour bien préciser l'existence et les conditions du signe local que
je vous indique ici, c'est la nécessité de maintenir l'utérus afin
qu'il ne fuie pas, pour ainsi dire, sous la main qui l'explore. Cet
organe, en effet, après l'accouchement, est très mobile et peut, par
une pression, même assez modérée, être changé de position. Si
on cherche à l'explorer en portant la main sur le côté que l'on
veut examiner, le côté gauche, par exemple, la mobilité de l'utérus
qui, sous la pression se portera à droite, empêchera complète-
ment, dans beaucoup de cas, de pouvoir constater l'état des
annexes gauches, et réciproquement. Aussi, le procédé qui m'a
paru le meilleur est-il celui que je vous indiquais dans ma dernière lettre. La main droite sera employée pour l'exploration, si
on est placé à gauche de la femme; ce sera, au contraire, la main
gauche si on est placé au côté droit du lit. L'une ou l'autre, placée
dans la pronation, limitera, à l'aide du médius et du pouce, les
deux angles de l'utérus, et fixant par cela même cet organe, permettra un examen complet auquel on devra procéder de bas en
haut. Les deux doigts que j'indiquais rencontreront nécessairement dans ce mouvement les deux annexes, et pourront en suivre
les parcours, tout en appréciant leur volume, la résistance qu'elles
opposent à la pression, et aussi la douleur que détermine cette
exploration. Pour cette dernière particularité, il faut aussi savoir,
et c'est là un fait très important, que beaucoup de femmes dissimulent cette douleur et affirment n'en éprouver aucune, tandis
qu'elles confessent le lendemain que la pression, exercée la veille,
était véritablement douloureuse. La cause de ce mensonge est

souvent la crainte du traitement et de la douleur qui peut en résulter; mais souvent les femmes en couche, comme aussi beaucoup de malades atteints de tout autres affections, dissimulent les symptômes qu'ils éprouvent, ou cherchent à en amoindrir la valeur, à en cacher l'intensité, non plus par crainte du traitement, mais par le fait de l'inquiétude que leur cause leur maladie. Il semble que si, tout en trompant le médecin, ils obtiennent une déclaration rassurante, leur mal sera moindre à leurs propres yeux. Cette faiblesse, et le manque de bon sens qu'elle entraîne, sont plus fréquents qu'on ne le suppose, même chez les malades intelligents qui, après avoir accusé l'existence d'un symptôme, se hâtent d'ajouter « mais c'est très peu de chose. » Et c'est là de la crainte, aussi bien que chez les malades pusillanimes qui, au contraire, exagèrent leurs sensations et se lamentent outre mesure, pour qu'on les console et qu'on raffermisse leur courage. Les uns cherchent à se préparer un témoignage négatif qui les rassure, les autres le sollicitent par leurs plaintes et leurs terreurs.

Cette dissimulation d'une douleur confessée le lendemain met encore en relief la valeur du gonflement local. Ce signe permet, en effet, d'agir même alors que la femme nie toute sensation douloureuse. La présence de ce gonflement, de cette dureté sur des organes qui restent habituellement souples lorsque l'état normal se maintient, est devenu pour moi le signal de l'action. J'ai vu, en effet, souvent, dans le début de mes recherches, survenir des accidents graves chez des femmes sur lesquelles j'avais constaté un gonflement des annexes et auxquelles je n'avais rien fait, parce qu'elles affirmaient n'éprouver aucune douleur sur le point tuméfié, douleur dont elles avouaient ensuite avoir nié l'existence, aveu souvent tardif, car il n'était déjà plus possible de leur être utile.

Ce signe, le gonflement douloureux des annexes, peut, je le

répète, être constaté immédiatement après l'accouchement, en l'absence de tout mouvement fébrile. J'ai pu même, chez des femmes pendant la couche, trouver soit à droite, soit à gauche, un gonflement douloureux de l'annexe, gonflement que je voyais persister après la délivrance, et qui nécessitait une intervention thérapeutique active.

J'ai insisté, cher maître, sur les précautions qu'il convient d'observer pour constater le signe local *constant* que je vous ai signalé, parce que j'ai vu bien souvent ceux qui le recherchaient pour la première fois ne pas le retrouver ou mettre quelque temps avant d'y parvenir, faute d'observer les particularités que je viens d'indiquer. Je pourrais, peut-être, en outre, trouver grande raison d'agir ainsi et d'entrer dans les détails relatifs au gonflement perçu par la main et à son siége bien limité au niveau des annexes, quand je vois ce qui vient d'être écrit dans un article du *Moniteur des hôpitaux* (numéro du 13 avril 1858, page 341, 2e colonne). Je pourrais, en effet, supposer que c'est de moi que veut parler l'auteur de cet article, M. Mattei, professeur particulier d'accouchements; mais, en vérité, il faudrait quelque bonne volonté pour me reconnaitre dans le nom de *Bayer,* comme il faudrait quelque bon vouloir pour trouver dans le nom de *Jacquier* celui de mon bon ami et ancien collègue Jacquemier. Pour le dire en passant, si peu de précision, pourrait donner une pauvre idée de la netteté des vues de l'auteur (je reviendrai forcément, au reste, sur l'ensemble de ce qui a été écrit par M. Mattei). Mais si c'était à moi que s'adressât cette personne quand elle écrit ces lignes : « Le second, *désertant le terrain* de son maître, » nous dit que la *trace* de l'inflammation dans la *fièvre puerpé-* » *rale* préexiste même au frisson. » J'aurais tout d'abord bien de la peine à ne pas penser au charment morceau de Montauciel dans l'opéra de Monsigny :

Je ne déserterai jamais,
Jamais que pour aller boire, etc.

Pour parler sérieusement, s'il le fallait absolument, je lui dirais que je n'ai jamais eu à déserter (ce qui est d'ailleurs une laide action dont je suis incapable); que rien ne m'attachait à telle ou telle opinion sur la question dont il s'agit; que j'étais, au moment où j'ai entrepris de l'étudier à fond et avec persévérance, vierge de tout précédent et de tout lien à ce sujet; que, au point de vue scientifique, je suis autant qu'on peut l'être de la doctrine du libre examen; que les faits et leurs déductions rigoureuses m'importent seuls et me soucient; que ce qu'ils démontrent à mon bon sens, par une induction patiente, et après que j'ai pris des précautions multipliées pour éviter l'erreur, devient ma conviction, et qu'alors j'y tiens fermement jusqu'à démonstration du contraire, et sans déserter; que ce n'est pas la *trace* de l'inflammation que j'ai vue préexister au frisson, pour parler encore son langage mal correct, que c'est le signe du début que j'ai constaté d'une façon *constante*, et que ce signe n'est pas seulement une douleur locale, mais un gonflement, coïncidant avec cette douleur, et cela non pas sur le globe utérin, mais sur les annexes. *Vous croyez avoir acquis,* lui dirais-je encore, *une certaine habitude du palper abdominal,* je le veux bien, je ne vous la conteste nullement, puisque je n'ai jamais été à même de la juger; alors cherchez et vous trouverez; car j'ai toujours trouvé, et tous ceux qui m'ont entouré depuis deux ans, ont trouvé comme moi ce que je signale. Je ne vous parle pas, ajouterais-je, d'une seule femme, mais d'un grand nombre; voyez les chiffres indiqués plus haut. Et quant à reconnaître que l'utérus cesse d'être douloureux chez les femmes envahies par les symptômes généraux, je sais bien cela, et je l'ai déjà dit dans la lettre qui précède. Non pas que je croie comme vous que la *substance toxique a détruit la vitalité locale,* car ce sont là des mots dont rien ne fixe suffisamment le sens, mais parce que je crois, comme tout le monde, que la diminution de la sensibilité générale est une des conséquences de l'état typhoïde, quelle que soit la cause, ou, pour mieux dire, quel que soit le point de départ de cet état. Vous m'approuveriez, j'en suis sûr, dans ces réponses, mon cher maître; mais s'agit-il bien de moi, et dois-je me voir dans ce nom de *Bayer?*

Donc, cher maître, j'ai *constamment* observé ce signe local dès le début. Voyons maintenant comment les phénomènes ont marché.

Sur quelques femmes (28), j'ai pu constater un léger degré de gonflement et de douleur des annexes, et ce premier degré, surveillé de très près, s'est dissipé seul et sans aucune intervention thérapeutique. J'en ai fait, dans mes observations, une catégorie à part. La fièvre est restée nulle. Sur trois ou quatre d'entre elles, le léger gonflement douloureux a commencé seulement au moment du mouvement de développement des seins à propos de la sécrétion lactée, vers le second jour. Chez un certain nombre de ces 28 femmes (6), le symptôme, après s'être manifesté sur les annexes d'un côté, s'est montré sur celles du côté opposé le jour suivant, sans présenter, toutefois, plus de gravité.

Ce nombre de 28 représente-t-il toutes les femmes chez lesquelles le signe local se serait dissipé sans intervention thérapeutique, je ne le crois pas, et je reviendrai sur ce point à propos du traitement. Il représente seulement le nombre des femmes chez lesquelles j'ai osé ne pas agir.

Chez d'autres, les symptômes suivent une marche plus sérieuse. Le gonflement local qui, d'abord, était seulement douloureux à la pression et qui, lors de la toux et des mouvements du tronc, n'éveillait aucune sensation pénible, devient le siége d'une douleur spontanée ou que révèlent la toux ou les mouvements de la malade elle-même. La peau devient plus chaude, le pouls, de 60 ou 72, monte à 96 ou même à 124, sans caractères particuliers de force et de faiblesse; de la céphalalgie peut se développer, la soif est souvent vive, l'appétit est nul, la langue est sale, blanchâtre, on ne rencontre pas, ordinairement, de nausées, encore moins de vomissements, mais ces deux derniers phénomènes sont observés dans quelques cas; la face, assez colorée parfois, est, ailleurs, pâle et même jaunâtre. Enfin, on voit se manifester de petits frissons répétés qui peuvent même commencer la série de ces phénomènes généraux, mais ils sont ordinairement courts, inégaux dans leurs retours et suivis d'un peu de redoublement de chaleur et de sueur.

Pendant ce temps, le lait continue parfois de monter, parfois aussi il diminue de proportion, ainsi que les lochies. Puis, après un temps variable, depuis deux jours jusqu'à sept ou huit, les phénomènes s'amendent, la douleur et le gonflement des annexes diminuent, puis s'effacent; le pouls diminue de fréquence et tombe à 76 ou à 70; souvent cependant, à cause de la faiblesse et de l'anémie, il reste plus fréquent, mais la chaleur de la peau cesse d'être fébrile, le malaise s'éloigne, l'appétit renaît, le lait augmente de proportion, sauf le cas où la maladie a duré longtemps, car alors il se tarit pour ne plus revenir. Enfin, la guérison s'établit. Dans ces exemples heureux, on ne rencontre généralement pas de diarrhée et la respiration n'est pas sensiblement accélérée au delà de ce que comporte le mouvement fébrile; les forces sont loin d'être aussi profondément déprimées qu'elles le sont quand un autre ordre de phénomènes se manifeste.

C'est à la suite de ces états déjà très sérieux qu'on voit se développer les abcès des ligaments larges et ceux de la fosse iliaque qui se vident, les premiers d'habitude par l'intestin, et les seconds à l'extérieur, à travers la paroi abdominale. Peut-être, si le temps me le permet, vous demanderai-je la permission de revenir sur ce mode de terminaison dont j'ai observé, du reste, peu d'exemples, mais dont j'ai pu apprécier les conditions de formation.

Comme vous le voyez, mon cher maître, cet ensemble de phénomènes différents de ceux que j'ai eu l'honneur de vous indiquer dans une précédente lettre, ne sont autre chose que ce que certains auteurs. parmi lesquels il faut placer **M. P. Dubois**, ont étudié sous le nom de forme inflammatoire de la fièvre puerpérale. L'observation est des plus exactes. l'interprétation est moins rigoureuse selon moi. Si l'on met, en effet, de côté, la différence de siége des organes et les modifications que cette différence entraîne dans le point de départ et dans le siége des symptômes, y a-t-il rien là qui soit différent des symptômes d'une simple inflammation locale, d'une phlébite des veines du bras, après une saignée, par exemple. La veine est d'abord douloureuse aux environs de la plaie, elle se gonfle, puis vient la chaleur de la peau, la fréquence du pouls, le malaise, la céphalalgie, les frissons légers, qui même se reproduisent un peu plus fréquemment quand le pus se forme dans la veine et autour de la veine, et que la maladie se termine par de petits phlegmons disséminés le long du vaisseau.

Dans d'autres exemples, et j'en pourrais citer tout au long, car je n'aurais qu'à transcrire, peu après l'accouchement ou même le lendemain, on trouve un gonflement douloureux de l'une des deux annexes, le pouls n'est pas encore fréquent ; le soir, il monte sensiblement, l'ensemble des symptômes que je viens de décrire se manifeste et dès la nuit éclate un frisson violent après lequel on trouve la malade dans l'état très grave que j'ai rapporté dans la lettre qui précède celle-ci, état qui, ainsi que je l'ai bien établi, est tout à fait ce qu'on a appelé la fièvre puerpérale.

La différence qui peut être observée entre les cas divers, est donc tout entière dans le temps qui sépare l'observation des premiers phénomènes locaux de l'éclat des phénomènes généraux Ce temps est variable; ces derniers se montrent quelquefois très rapidement et peu d'heures après l'accouchement, je l'accepte parfaitement et l'ai nombre de fois constaté, mais j'ai *toujours,* même dans ces cas, retrouvé le désordre local que je décris. Sur un certain nombre de femmes, je n'ai pas pu assister à la période purement locale, et une malade, par exemple, qui, le matin à la visite, n'avait rien même localement qu'on pût constater, était prise le lendemain, au moment où je la voyais, de phénomènes généraux graves en même temps que le gonflement des annexes du côté gauche était considérable et douloureux et que celui du côté droit commençait. Le frisson remontait à deux heures avant la seconde visite; il avait été précédé de malaise, d'un peu de chaleur. Hé bien, chez cette femme, je suis sûr que si on était venu, le soir du premier jour, observer l'état qu'elle présentait, on aurait positivement rencontré le signe local seul ou avec un mouvement fébrile commençant. Et quand je dis que je suis sûr que les choses ont dû se passer ainsi, ce n'est pas par fantaisie ou par simple appréciation personnelle, c'est parce que j'ai vu nombre de fois les choses suivre cette marche : telle femme ne présentait rien à la visite, qui, le soir, à celle de mon interne, offrait un gonflement douloureux et était arrivée, le lendemain matin, à la période des symptômes du dernier ordre après avoir été frappée d'un frisson violent. Ailleurs, une femme, peu après l'accouchement, présentait un gonflement très petit, à peine douloureux, et je la signalais à mon interne comme devant être l'objet d'une surveillance spéciale; dans la journée, l'état local s'aggravait, et le lendemain, malgré nos efforts, elle offrait les symptômes graves que j'ai décrits plus haut, après avoir éprouvé un frisson pendant la nuit.

Or, si on veut bien résumer les traits de cet état général grave, on constatera facilement que ce n'est pas autre chose que l'état dit typhoïde, plus ou moins compliqué de phénomènes adynamiques ou ataxo-adynamiques et auquel se joignent les symptômes de certaines affections secondairement développées. Ces dernières, par leur siége spécial, le péritoine, par exemple, prêtent une physionomie particulière à la malade, sans rien changer au fond de cet état et à la valeur pathologique des symptômes principaux.

Comment donc et pourquoi se développent ces phénomènes généraux d'apparence typhoïde? Faut-il, pour les interpréter, admettre l'existence d'une maladie particulière commençant au moment où ils se manifestent? Ou bien trouve-t-on dans l'observation patiente et rigoureuse des faits une autre interprétation qui permette facilement de rattacher la maladie des femmes en couche à une affection bien connue et observée ailleurs en pathologie? Je ne crois pas qu'il soit possible d'hésiter après l'ensemble des lésions et l'ensemble des symptômes successifs que je viens de vous présenter.

J'ai *constamment* trouvé que les veines utérines contenaient du pus; j'ai *constamment* trouvé qu'avant les symptômes généraux existait un symptôme local qui occupe justement, qu'on le remarque bien, le point où le pus est le plus fréquemment observé, l'insertion des annexes à l'utérus; que souvent ce signe local était suivi d'une période inflammatoire dans le cours de laquelle pouvait se développer un état général plus grave état dont l'apparition était signalée par un frisson.

Est-ce forcer le moins du monde les analogies que de dire que, chez la femme en couche, tantôt la plaie utérine marche régulièrement, se cicatrise sans grande peine après une suppuration de bonne nature; que tantôt, au contraire, les plaies veineuses (et Dieu sait s'il y en a un grand nombre) ne marchent pas régulièrement; qu'une phlébite se déclare dans plusieurs d'entre elles, phlébite qui suit ses périodes et peut même se terminer par suppuration sans infection purulente. Enfin que, dans d'autres exemples, le pus des veines se mêle au sang, comme on le voit chez d'autres blessés, et donne lieu à ces phénomènes graves de d'infection, abstraction faite, bien entendu, de la cause qui rend cette dernière forme plus fréquente à tel ou tel moment. Je reviendrai sur ce point plus tard.

C'est là, selon les faits qui me sont passés sous les yeux, et à l'étude desquels je me suis livré avec une longue assiduité et sans parti pris, je le répète, c'est là, dis-je, la seule doctrine acceptable. Dans son exposé, je ne réclame, à titre de bien qui me soit propre, que la constatation du signe local constant que je vous ai décrit. Il a sa valeur comme marque indélébile de l'influence locale dans les cas où les symptômes d'infection suivent de si près, qu'on les croirait le premier phénomène.

Voyons maintenant les objections qui ont été faites à cette doctrine, et je n'en laisserai aucune de côté, seulement j'en péserai la valeur. Nous examinerons ensuite, si vous voulez bien me le permettre, chacune des doctrines proposées par les divers auteurs qui combattent celle que je formule ici, et que les faits, longuement et consciencieusement observés, m'ont amené à soutenir.

Dans la discussion qui va suivre, mon cher maître, je vais rencontrer les opinions de bien des hommes que je vénère, celles de bien des hommes que j'aime sincèrement; une fois pour toutes, permettez-moi de le dire en toute vérité, jamais, quoi que ce soit que je dise, je ne m'adresse aux personnes, toutes je les respecte et les tiens pour des plus honorables. Mais la discussion des opinions d'un chacun, dans la science, appartient à tout le monde et peut être nettement établie sous quelque nom que s'abritent les théories diverses. Je ne laisserai jamais en paix une opinion qui me paraîtra mal fondée, fût-elle sous le nom de mon meilleur ami, fût-elle sous le nom de mon père. Je ne demande pas plus de ménagement pour les miennes. Nul, dans une science, n'a le droit d'espérer faire autorité autrement que par la vérité de ses observations et par la rigueur de ses déductions. Quiconque, sans critique préalablement faite dans son for intérieur, accepte une opinion parce qu'elle émane de tel ou tel, est bien loin de faire preuve d'intelligence. « Il faut chercher sur » l'objet de notre étude, a dit excellemment Descartes, non pas » ce qu'en ont pensé les autres ni ce que nous soupçonnons nous-» mêmes, mais ce que nous pouvons voir clairement et avec évi-» dence ou déduire d'une manière certaine. C'est le seul moyen » d'arriver à la science. » (*Règle* 3 *pour la direction de l'esprit.*)

Je tiens donc les personnes pour très respectables et je n'entends en rien les mêler à la discussion de leurs opinions, autrement la science serait impossible.

Cette discussion, je vous demande la permission de la faire telle qu'elle me viendra, avec l'ardeur de ma conviction. « La conviction est la conscience de l'esprit, » dit Chamfort, et il a bien raison. C'est en toute conscience que je discute.

Votre bien dévoué de cœur,

BÉHIER.

Mon cher maître,

J'ai résumé, en terminant la précédente lettre, mes opinions sur la doctrine générale, qui, d'après ce que les faits m'ont appris, doit être acceptée sur la maladie des femmes en couches, désignée sous le nom de *fièvre puerpérale*. Il en résulte que tous les accidents sont subordonnés à la plaie utérine; que de cette plaie naissent des inflammations veineuses, suivies, après un temps plus ou moins long, d'infection purulente. C'est à cette infection que doit être rapporté tout ce qui a été dit de la *fièvre puerpérale*, et le frisson qui, selon les divers auteurs, commence la maladie, est l'indice de sa terminaison par infection, terminaison à peu près toujours, sinon toujours mortelle.

Cette opinion, qui n'est pas nouvelle, a soulevé des objections; et tout d'abord, laissez-moi relever un premier fait. Dans la séance de l'Académie de médecine du 13 avril, mon honorable ami, M. Cazeaux, rappelant l'opinion de mon maître vénéré, M. Cruveilhier, « sur l'importance de la lymphangite parmi les » altérations propres à la *fièvre puerpérale*, » a ajouté : « Or, » cette opinion a été vivement contestée par M. Béhier, qui » affirme, au contraire, avoir trouvé dans les autopsies des » femmes mortes de *fièvre puerpérale* plus fréquemment la phlé- » bite que la lymphite. Cette assertion de M. Béhier m'a causé la » plus grande surprise. J'ai ouvert pour mon compte un bon

» nombre de femmes qui avaient succombé à des accidents puer-
» péraux, et je déclare que j'ai rencontré, comme M. Cruveilhier,
» beaucoup plus souvent du pus dans les lymphatiques utérins
» que dans les veines. L'erreur de M. Béhier ne tiendrait-elle pas
» à une confusion anatomique? Car il est remarquable que, bien
» qu'il place le pus dans d'autres vaisseaux que le fait M. Cru-
» veilhier, il le trouve dans les mêmes points de l'utérus ou de
» ses annexes, c'est-à-dire dans les portions qui sont particuliè-
» rement riches en vaisseaux lymphatiques. »

J'emprunte cette rédaction à la *Gazette hebdomadaire*, parce
que c'est le journal dans lequel la remarque m'a paru le plus
longuement énoncée. Et la chose est simple, puisque la *Gazette*,
publiée bien plus longtemps après la séance académique que
les autres journaux, peut compléter à loisir ses comptes-rendus.
Je pense que mon excellent ami, M. Cazeaux, accepte cette rédaction comme l'expression rigoureuse de ce qu'il a dit.

Je lui ferai d'abord remarquer que je n'ai pas produit sur les
lésions que j'ai observées une simple *assertion*. Je n'ai pas dit
j'ai ouvert un *bon nombre* de femmes qui avaient succombé
aux accidents puerpéraux, et j'ai trouvé *beaucoup plus souvent*
du pus dans les veines que dans les lymphatiques utérins. J'ai été
plus précis. J'ai dit 85 femmes ont succombé et 84 avaient du pus
dans les veines. C'est là autre chose qu'une *assertion*, c'est un
fait. Je ne dirai pas que l'*assertion* contraire de mon excellent
confrère *m'a causé la plus grande surprise;* une telle surprise a
un air de doute désobligeant, et je serais désolé d'avoir la moindre apparence semblable en présence des paroles de mon ami
Cazeaux, même lorsque ce qu'il présente est donné sous forme
générale et sans la précision de chiffres rigoureux. Seulement
ne va-t-il pas un peu bien vite en besogne quand il dit tout net
l'*erreur* de M. Béhier... Il ne m'est pas démontré et il ne m'a pas

démontré que j'aie commis une erreur qui tiendrait à une confusion anatomique. Je savais qu'il fallait éviter cette erreur, et je ne
crois pas qu'il pense que j'aie pu confondre des veines avec des
lymphatiques, quand j'étais prévenu de la valeur que présentait
cette détermination du siége anatomique. Je n'ai pas commis
cette erreur, je puis le rassurer pleinement à ce sujet, et si j'ai
indiqué les points d'insertion des annexes, les bords latéraux de
l'utérus et le col utérin comme les siéges les plus habituels de la
lésion, il n'y a rien d'étonnant, puisque les veines sont surtout
nombreuses à ces différents points. Que ces *portions* soient particulièrement riches en vaisseaux lymphatiques, je le sais et je
ne le nie pas; mais cela n'empêche pas que ces points soient
aussi très riches en vaisseaux veineux, comme Dance l'a démontré par des injections, dont j'ai lu depuis peu la description ; et
cela n'empêche pas davantage que j'aie, avec tous ceux qui
m'ont assisté dans mes autopsies, constaté sans aucune confusion
que les points occupés par le pus étaient bien des veines. Me
préserve le ciel de dire et même de penser que mon excellent
confrère a pu commettre l'erreur opposée, et que les lymphatiques qu'il a vus étaient des veines! On ne doit jamais, à mon
sens, supposer une telle erreur de la part d'un homme qui a étudié sérieusement une question, et qui, selon la vraisemblance la
plus élémentaire, est éclairé sur la possibilité et sur la gravité
d'une semblable confusion.

J'ai précisé, quant aux lymphatiques, la coïncidence qui m'a
paru nécessaire pour la présence du pus dans leur intérieur, coïncidence qui n'est autre que l'infiltration purulente du tissu cellulaire au niveau du col et des vaisseaux. Cet état anatomique, je
l'ai noté 14 fois, c'est le chiffre relaté dans mes notes, mais j'ai
eu soin d'ajouter qu'il est peut-être un peu faible, car cette altération a pu exister peut-être un peu plus souvent et ne pas être

relevée spécialement. Au reste, les lymphatiques bien visiblement
purulents ont été observés 7 fois seulement, comme je l'ai déjà
dit.

L'examen rigoureux a établi pour moi ces diverses remarques;
je regrette qu'elles ne concordent pas avec celles de mon excellent maître, M. Cruveilhier, et avec celles de mon bon ami M. Cazeaux, mais enfin je ne saurais qu'y faire. Ce que j'ai vu, permettez-moi de croire que je l'ai bien vu, car j'ai fait grand effort
pour éviter de me tromper, là surtout où je savais qu'il était possible de le faire.

J'ai entendu présenter à la doctrine que je soutiens l'objection
suivante : Les altérations purulentes que l'on trouve à l'autopsie
chez les femmes mortes à la suite de leurs couches, ne peuvent
pas tenir à des phlegmasies, car ces femmes succombent souvent
trop promptement après le début de la maladie pour que le pus
ait le temps de se former. Il faut un certain temps, ajoutent ces
personnes, pour que le pus se produise dans des parties phleg-
masiées, et alors vient la description de la congestion inflammatoire, de l'épanchement plastique et de la transformation purulente accomplie encore plus tard. Il faut par conséquent, disent
toujours les mêmes auteurs, admettre une maladie générale qui
préside à la formation du pus, et dont les lésions utérines locales
ne sont que la conséquence.

A cela je dirai tout d'abord que, d'après l'étude des symptômes
que j'ai faite plus haut, il est de la dernière évidence que la maladie locale est souvent d'un âge beaucoup plus avancé qu'on ne
le croirait, si on s'en rapportait à l'époque de l'apparition des
phénomènes généraux graves. Cela répond déjà pour une part à
l'objection dont j'examine ici la valeur, puisque cela démontre
que, du début de la maladie à la mort, la suppuration a très bien
pu se former, puisque le temps a été beaucoup plus long que ne

le disent les auteurs, qui prennent la maladie en route, pour ainsi dire, et tout près de son point d'arrivée quand ils font dater son début du frisson.

Mais il y a une autre réponse bien autrement satisfaisante à mon sens, parce qu'elle repose sur une grande loi de pathologie que les personnes auxquelles je réponds me semblent avoir oubliée. C'est la différence capitale qui existe au point de vue de la marche, comme au point de vue de la gravité, entre les maladies primitives et les maladies secondaires et particulièrement entre les phlegmasies de l'une ou de l'autre variété. Deux pathologistes d'un grand talent, dont l'amitié m'honore en même temps qu'elle me réjouit, MM. Barthez et Rillet, ont particulièrement mis ce point en lumière dans leur excellent ouvrage, et c'est même là un des mérites très grands de leur livre, le titre principal qui le recommande à ceux qui étudient la pathologie générale. Il est bien établi maintenant que la marche de ces phlegmasies secondaires est toute différente de celle des inflammations primitives, et que la suppuration est bien plus rapidement développée dans ces formes secondaires. Est-ce chose rare, du reste, en pathologie? Combien de fois n'avez-vous pas vu de vastes pleurésies suppurer en fort peu de temps quand elles se développaient chez des individus déjà malades? Et les pneumonies des sujets affaiblis ne passent-elles pas à la période de suppuration beaucoup plus rapidement que celles qui s'attaquent à des sujets sains?

Si, dans ce dernier exemple, le temps après lequel se produisent les phénomènes de suppuration sur lesquels j'insiste ici est plus long, c'est que les tissus offrent des propriétés différentes à ce point de vue et que, dans les parenchymes, le pus se produit moins rapidement. toutes choses égales d'ailleurs que dans les séreuses. Mais cette différence n'a pas de valeur dans la question, car elle ne détruit pas ce fait, que si les pneumonies secondaires ne suppurent pas aussi vite que les pleurésies de même ordre, elles arrivent cependant beaucoup plus vite à l'hépatisation grise que les pneumonies primitives. Cela ne saurait être contesté.

Or, la femme en couche est, par le fait même de l'accouchement, dans un état de maladie. C'est une maladie physiologique si l'on veut, mais ce n'en est pas moins une maladie, ou, pour satisfaire toutes les susceptibilités, un état physiologique qui place la femme dans des conditions analogues à celles de beaucoup de malades. C'est encore ce que l'on a appelé une grande opportunité morbide. Quoi de surprenant, dès lors, à voir les phlegmasies qui se développent chez elle se comporter comme des phlegmasies secondaires et suppurer promptement? Pour moi, cela ne prend nullement mon esprit au dépourvu, et la chose me paraît simple parce qu'elle est tout uniment la reproduction de ce que je vois ailleurs, où l'équivoque ne saurait être formulée et où il n'est possible d'accepter l'intervention de quelque influence hypothétique que ce soit. C'est donc à leur caractère de phlegmasies secondaires que les inflammations nées chez la femme en couche doivent la propriété de suppurer très rapidement, et ce fait est d'un ordre bien connu en pathologie. Cette facilité de suppuration se retrouve même dans les cas sporadiques. Je n'ai donc pas besoin, pour interpréter le fait, de m'abriter, comme l'a dit spirituellement le savant rédacteur en chef de ce journal, sous le paletot complaisant du génie épidémique, bien que je reconnaisse avec tout le monde que le fait de l'épidémie active encore cette disposition.

Rien n'est plus simple au point de vue pathologique, comme vous le voyez, mon cher maître, que cette terminaison des phegmasies par suppuration rapide, chez les femmes en couches; et il n'est pas besoin, pour interpréter ce fait, d'avoir recours à l'obligeant appui d'une influence générale, d'un *nescio quid,* d'un *quid divinum,* ou de toute autre hypothèse latine ou française. Là encore la femme en couches rentre sous des lois bien connues en nosologie, non pas par une comparaison, mais par une véritable similitude, ce qui est bien différent, ainsi que le dit Gros-René :

> **Nous distinguons nous autres gens d'étude**
> **Une comparaison d'une similitude.**

Autre objection qui a été surtout formulée dans la séance de l'Académie du 23 mars 1858, séance presque tout entière remplie par un orateur des plus brillants et des plus sympathiques, pour lequel je professe une affection sincère.

En parlant de ce qu'il appelle l'organicisme mitigé, cet excellent maître a dit : « Une phlébite se déclare, du pus se forme ; une fois » dans les vaisseaux, il infecte toute l'économie, et de là une affec- » tion — on ne dit pas générale — mais généralisée. Déjà les chi- » rurgiens avaient émis cette idée-là. Je parle des chirurgiens » organiciens et localisateurs. Or, il s'agit de savoir, avant tout, si » le pus est absorbable. Des micrographes très pertinents le nient. » Qu'il y ait des éléments absorbables dans le pus, on ne le nie » pas, le pus contenant des éléments séreux ; mais c'est du pus » en nature qu'il s'agit. — Au surplus, en admettant cette dernière » absorption, cela n'expliquerait pas les collections énormes que » l'on trouve dans certains cas. Ainsi une plaie du diploé qui ne » fournit par jour que la valeur d'un dé à coudre de pus, peut être » suivie d'infection purulente, et au bout de deux jours on trouve » loin de là, dans les autres organes, des collections contenant » quatre ou cinq litres de pus. L'absorption n'est donc pas la cause » de ces accidents, et il faut les chercher ailleurs. » *(Union méd.,* numéro du 23 mars 1858.)

Et l'orateur admet que cette cause est dans la spécificité de la

maladie, la fièvre puerpérale étant pour lui « une maladie spéci-
» fique, mais une maladie spécifique qui frappe également les
» individus qui ne sont pas dans des conditions de puerpéralité.»

A cela je n'éprouve nul embarras pour répondre. D'abord qu'il
me permette de lui faire remarquer que, dans la doctrine de la
phlébite que je soutiens, il ne sagit nullement de la résorption du
pus par voie d'absorption, comme on l'admettait autrefois. Il importe donc fort peu, ici, que les micrographes nient ou acceptent
cette absorption, il importe fort peu qu'elle soit possible ou non en
thèse générale. La doctrine de la phlébite admet le mélange direct
du pus avec le sang. C'est même, en quelque sorte, à propos de
l'impossibilité et de l'inanité de la doctrine de l'absorption, dans
la majeure partie des exemples, que sont nées les recherches qui
ont conduit à établir le rôle de la phlébite. Ce mélange direct du
pus avec le sang est attesté par des faits nombreux, parmi lesquels
on connaît l'exemple cité par M. le professeur Velpeau *(Note sur
quelques observations recueillies à la Clinique, — Archives gén.
de méd.*, 1827, tome XIV, pag. 502 et suiv.) J'ai rencontré ce mélange dans les autopsies que j'ai faites. La première de ces *Lettres*
fait même mention d'une observation dans laquelle la veine cave
inférieure contenait une collection de pus liquide du volume d'une
forte noix, sans caillot qui l'isolât du sang que renfermait la veine.
M. Tarnier a rencontré un fait analogue (thèse, page 37); je crois
seulement qu'il a tort de voir là un *abcès métastatique* de la *veine
cave*. Je ne m'explique même pas bien l'emploi de cette locution
pour désigner une pareille lésion.

Dans les cas de phlébite, qui se terminent par les symptômes
graves de l'infection, le pus se mélange donc directement au sang,
et il n'est nullement besoin, par conséquent, pour établir l'infection, de démontrer l'absorption de tel ou tel des principes de ce
ce liquide. C'est là un fait notoire, incontestable, peu contesté du
reste, et que M. le professeur Bérard a prouvé mieux que per-

sonne dans son article si remarquable du *Dictionnaire de méde-cine* (tome XXVI, pages 473 et suivantes).

Maintenant, est-ce que ceux qui acceptent et soutiennent cette doctrine ont jamais voulu établir (ceux qui sont sérieux, j'entends) que les collections purulentes, souvent si vastes et si rapidement développées qu'on rencontre dans les cas d'infection, étaient for-mées par le pus émanant de la plaie primitive, et réuni dans un tel point pour constituer les collections que l'on observe? Non. On a soutenu et on soutient encore que le mélange du pus avec le sang infecte l'économie, de telle manière que le pus se forme dans divers points avec une extrême facilité. Le pus, dans ce cas, en-gendre le pus comme on a dit, et on en retrouve partout. Est-ce qu'alors le pus est « un ferment assimilant toute l'économie à lui-» même? » Oh! pour cela je l'ignore. Cela est possible, cela peut-être même est probable. Mais le mécanisme de l'action du pus sur l'économie est complétement inconnu, comme le sont presque tous les faits qui s'accomplissent au sein des organes. La seule chose que je constate, c'est que, dans ce cas, du moment que le pus se mêle au sang, des phénomènes généraux graves se mani-festent, et qu'alors du pus se produit facilement et rapidement dans divers points de l'économie. Je ne vois pas qu'il y ait là à relever d'autre circonstance que le mélange du pus avec le sang. C'est là la seule influence spécifique qui puisse être invoquée pour la production des symptômes qui se manifestent et des collections purulentes qui se développent.

Continuons, car vous êtes assez bon n'est-ce pas, mon cher maître, pour me permettre de défendre mes opinions, même contre l'auteur du discours du 23 mars, qui, du reste, avec le talent qui lui est si ordinaire, a tout abordé, tout traité dans son improvisation, de telle sorte qu'on le trouve toujours, quelque point du sujet que l'on aborde.

« M. Beau, a dit cet éminent orateur, a eu le grand tort, à mes

» yeux, de ne pas distinguer les accidents puerpéraux de la fièvre
» puerpérale proprement dite et c'est un reproche que je pourrais
» adresser à tous ou presque tous les médecins organiciens et
» localisateurs. »

Que le reproche puisse être adressé à M. Beau, je le veux bien.
Il a admis, en effet, pour une part, la fièvre puerpérale quand il
a caractérisé la maladie du nom de pyro-phlegmasie. Mais il est
difficile de demander cette distinction à ceux qui, comme moi
(j'allais dire comme vous), nient l'existence de la fièvre puerpérale.
Les accidents puerpéraux, dans la doctrine que je soutiens,
sont le point de départ de la collection de symptômes dont on a
fait les signes de la fièvre puerpérale, et dans lesquels je vois les
signes de l'infection purulente.

« Dans une petite localité, continue l'orateur, en dehors de toute
» influence épidémique, un chirurgien pratique, au sixième mois
» de la grossesse, l'opération césarienne ; une péritonite épou-
» vantable se déclare et la femme succombe. Une manœuvre mal-
» habile et brutale déchire, pendant l'accouchement, le col de
» l'utérus, ébranle l'organe outre mesure, et contusionne une
» grande partie du vagin ; de là une métro-péritonite grave ou
» une phlébite utérine, des abcès dans les ligaments larges, etc.,
» qui emportent la nouvelle accouchée. Voilà certainement des
» accidents très graves et qui tuent les malades tout aussi bien
» que la fièvre puerpérale ; mais, bien qu'ils donnent lieu à beau-
» coup de phénomènes, semblables, bien qu'ils déterminent des
» lésions identiques, dira-t-on qu'ils appartiennent à la même
» forme morbide, les fera-t-on dériver de la même genèse patho-
» logique, en rattachera-t-on le développement à la même cause ? »

Il y a, dans ce paragraphe, bien des choses diverses et qui se
lient peu entre elles. D'abord l'influence d'une opération césarienne
sur le développement d'une péritonite sur-aiguë ne me paraît pas

rentrer dans la présente discussion. C'est une péritonite traumatique que l'on voit se produire dans ce cas, comme celle que l'on
peut observer lors de l'opération de la hernie ou dans toute autre
circonstance amenant une plaie du péritoine, surtout si cette circonstance, joint au fait de la plaie la nécessité de manœuvres
portant sur la séreuse, et l'exposition un peu prolongée de cette
membrane au contact de l'air, comme dans l'opération césarienne.
C'est donc simplement une péritonite qui se produit dans ce cas
par un mécanisme purement phlegmasique et traumatique. La seule
circonstance puerpérale, c'est que la plaie est faite pour extraire le
fœtus; mais c'est là une circonstance qui, dans un tel exemple,
doit être de toute nécessité rejetée sur les derniers plans, si je puis
m'exprimer ainsi, et on ne saurait rattacher à l'influence puerpérale la péritonite épouvantable, laquelle tue à titre de péritonite,
et nullement à titre d'accident des couches.

Jamais je n'ai nié les faits de cette nature. Loin de les
nier, j'insisterais plutôt sur eux pour faire remarquer qu'on
les a réellement travestis en les faisant rentrer dans la fièvre
puerpérale, par cela seul que l'utérus était en jeu à un titre quelconque. Qu'on y prenne bien garde, il n'y a rien là qui puisse
faire doute; les symptômes sont uniquement ceux de la péritonite
et non pas ceux qui ont été assignés à la prétendue fièvre puerpérale. Ces derniers ne se produiront pas dans des cas semblables
si rien n'a lieu du côté de l'utérus à titre de grave complication.
Je me suis déjà expliqué sur ce point quand j'ai examiné les deux
faits présentés par M. Tarnier et celui qu'a rapporté sommaire-
ment M. Depaul. Les auteurs qui ont considéré toute maladie,
quelle qu'elle soit, comme une fièvre puerpérale, par cela seul
qu'elle se développe chez une femme en couche, ont pu seuls voir
des fièvres puerpérales dans ces exemples. Ce sont de simples
péritonites, et je ne crois pas possible, en saine pathologie, d'y

voir autre chose. Ce qui a pu faire confusion pour plusieurs personnes regardant ces exemples en gros, pour ainsi dire, c'est que
les symptômes péritonéaux se manifestent chez un certain nombre
de femmes en couche déjà atteintes des phénomènes graves que
nous étudions, dans les cas où la phlegmasie péritonéale, d'abord
locale, se propage par une sorte d'éclat et qu'il y a alors mélange
des symptômes propres à chacun de ces deux groupes pathologiques. Mais une analyse exacte des symptômes ne permet pas
une telle confusion et vous avez dû pouvoir, dans ces cas com-
plexes, démêler, comme cela m'est arrivé plusieurs fois, les signes
appartenant à la complication lorsqu'elle parlait suffisamment, et
ceux qui, appartenant à l'infection, constituent, pour ainsi dire, le
fond de la maladie que j'étudie ici.

Dans ce premier exemple, cité par notre auteur, il n'y a donc
rien qui se rattache réellement à la question que nous examinons.
Il ne s'agit que d'une péritonite traumatique. Vient maintenant
la seconde catégorie de faits, une manœuvre malhabile ayant
produit des déchirures, des contusions, etc. La métro-péritonite
et tous les autres accidents graves mentionnés comme conséquences, tuent, en effet, les malades aussi bien que la prétendue
fièvre puerpérale. Toutefois, observez bien qu'il ne s'agit pas seulement de savoir s'ils tuent aussi bien, mais de décider s'ils tuent
de la même manière et, permettez-moi la locution, s'ils tuent par
le même mécanisme; c'est là, en effet, que gît toute la question,
c'est là ce que décide l'observation. Et, en vérité, je ne sais pas
ce qu'on pourrait reprocher à quelqu'un qui, voyant ces plaies
et ces contusions, suites de violence, donner lieu à des phénomènes semblables et déterminer des lésions identiques à ce qu'on
trouve chez les femmes atteintes de la prétendue fièvre puerpérale, irait conclure qu'il a affaire, dans l'un et dans l'autre cas, à
la même maladie. On pourrait lui crier à l'organicien, au locali-

sateur, comme on criait jadis au loup; mais comment lui faire un crime de trouver semblable ce qui est identique. Je n'en aurais pas le courage, pour ma part, dussé-je partager sa disgrâce, et me voir même traiter avec la superbe que le Dalaï-Lama de la médecine étiologique a mise à morigéner mon ami Cazeaux.

Une remarque m'a surtout frappé depuis que j'étudie cette question, et principalement depuis que je résume les faits sous vos yeux, c'est que dans tous les écrits, dans toutes les conversations, dans la discussion académique et même dans le discours de l'orateur auquel je m'efforce ici de répondre, on perd beaucoup trop complétement de vue, à mon sens, comme j'avais l'honneur de vous le dire dans une conversation récente, les exemples de l'affection dont il s'agit, développée à l'état sporadique, et il semble que la maladie ne se produise jamais qu'à l'état endémique. M. Cazeaux seul a insisté sur ce point pour faire remarquer très judicieusement qu'on a eu le tort, quand on a cherché à assigner un rang en nosologie à la fièvre puerpérale, de ne l'étudier que sous la forme épidémique, forme toujours plus complexe pour l'esprit de l'observateur. Or, que s'est-il passé dans les cas sporadiques que j'ai pu observer, comme dans ceux auxquels M. Cazeaux a fait allusion? Exactement la même chose que ce que je rencontrais lorsque les cas étaient plus multipliés. J'ai trouvé la même succession de phénomènes : gonflement et douleur sur l'une ou l'autre annexes, quelquefois des deux côtés en même temps, mouvement fébrile, collections de symptômes généraux inflammatoires, et à un moment, frisson violent et développement de l'état typhoïde avec ou sans mélange de phénomènes ataxo-adynamiques. Dans les cas multipliés, dira-t-on, la gravité est plus grande, la manifestation des phénomènes généraux thyphoïde est plus rapide. D'accord. Mais les caractères nosologiques ne sont pas différents pour cela. Cela ne change rien à la délimitation de la maladie;

c'est une circonstance *étiologique* qui modifie le pronostic et la marche de l'affection, mais qui ne modifie pas les caractères fondamentaux symptomatologiques ou nécroscopiques, de façon à en faire une *espèce* nosologique à part, différente de la maladie sporadique ; tout au plus pourrait-on voir là une *variété* d'une même espèce. Du reste, en est-il autrement dans d'autres circonstances où le doute n'est plus possible. Voyons les faits :

« Un homme se fait pratiquer une saignée de précaution. Cet
» homme jouit de toute la plénitude de sa santé ; il occupe une
» habitation saine ; il commet l'imprudence de faire usage de son
» bras avant la cicatrisation de la veine ; celle-ci s'enflamme,
» sécrète du pus que le sang entraine et qui se mêle avec lui. Cet
» homme offre bientôt les symtômes graves de l'affection puru-
» lente, suite de la phlébite. » (Bérard, *loc. cit.*)

Voilà un fait simple, facile à étudier, et il éclaire sensiblement sur la valeur et sur l'origine des accidents éprouvés par les opérés et par les blessés réunis dans un hôpital, quand on voit que, dans les deux cas, les symptômes sont les mêmes, et « qu'à l'ouverture
» des cadavres, les lésions seront au fond les mêmes dans les deux
» cas. Quel est donc le lien commun entre ces deux affections
» survenues dans des conditions hygiéniques si différentes ? Ce
» lien, c'est la phlébite, c'est elle qui constitue l'identité entre les
» deux cas. Comment, d'ailleurs, pourrait-on expliquer autre-
» ment l'apparition des symptômes d'infection purulente chez
» l'homme qui s'est fait pratiquer une saignée de précaution ?
» Dira-t-on que, chez cet individu, il s'est développé tout à coup,
» au sein de la plus brillante santé, une *fièvre purulente* qui a
» causé la phlébite, la suppuration dans la veine et les abcès
» métastatiques ? Une semblable hypothèse serait une absur-
» dité. » (Bérard, *ibid.*)

Or, cette similitude complète des accidents sporadiques et des accidents plus généralisés par l'épidémie, exprimée par **M.** le professeur Bérard avec toute la netteté de son esprit limpide et rigoureux, s'applique parfaitement aux faits qui nous occupent ici. Comme chez les blessés, chez les femmes en couches devenues malades sporadiquement, et chez celles qui, l'étant en plus grand nombre, révèlent une influence épidémique, les symptômes et les lésions ne varient pas au fond. Il y a bien une influence qui généralise la maladie et qui fait que les veines sont atteintes d'inflammation à un moment donné chez un plus grand nombre de femmes, qui fait que, de même aussi à un moment donné, la terminaison par infection purulente devient plus fréquente. Cela est très réel, personne ne le nie, car les faits sont là pour le prouver; cela est. Nul ne peut refuser de l'accepter, comme nul ne peut refuser de reconnaître qu'à un moment donné presque tous les blessés dans les salles de chirurgie sont frappés d'accidents de phlébite terminée très facilement par infection purulente. Mais c''est là une circonstance purement étiologique et cela ne fait rien à la doctrine que l'on doit admettre sur la maladie. Cela ne change pas les caractères qu'elle présente à l'état sporadique, d'une façon assez radicale pour faire des cas épidémiques une affection différente. Maintenant est-il possible de faire de cette influence la maladie spécifique elle-même en quelque sorte? Peut-on admettre et rapporter à la maladie des femmes en couches tout ce qu'a dit l'orateur du 23 mars, sur les virus et sur la spécificité? Vous m'autoriserez, n'est-ce pas, à examiner tous ces points en toute liberté. Seulement, je suis obligé de renvoyer cette partie de la discussion à une autre lettre, car celle-ci est déjà bien longue.

Croyez bien, cher maître, à l'affection sincère et au respect sans bornes de

Votre bien dévoué de cœur,

BÉHIER.

Mon cher maître,

Je continue, ainsi que vous voulez bien me le permettre, l'examen des opinions émises dans le discours du 23 mars.

Ce qui distingue les accidents puerpéraux de la fièvre puerpérale, c'est la spécificité qui domine la seconde et qui n'existe pas pour les premiers, dit l'auteur. Comment le démontre-t-il ?

Aucun moyen d'analyse chimique, dit-il, ne permet de distinguer le pus de la variole du pus de l'ecthyma, le venin de la vipère de l'eau de gomme, le *réactif vivant* seul montrera la différence.

Mais permettez ; tout d'abord est-ce que la prétendue *fièvre puerpérale,* même en admettant pour un moment son existence, pourrait être considérée comme une maladie virulente, et les idées pathologiques, que réveillent les mots de venins et de virus, peuvent-elles s'appliquer à la prétendue *fièvre puerpérale ?*

Pour les venins et les virus, un grand fait, c'est l'inoculation possible, je ne dis pas nécessaire, puisque là encore l'immunité peut jouer un rôle capital. Seulement cette inoculation, qui a presque toujours lieu par l'introduction dans l'économie d'un produit liquide, a pour effet, quant aux venins, de déterminer des symptômes toujours identiques dans tous les cas de l'inoculation d'un même venin, et quant aux virus, ils font naître dans l'économie qui subit leur action, outre des symptômes particuliers identiques dans les divers cas, la propriété de pouvoir élaborer à son tour un agent tout à fait apte, comme celui qu'elle a subi, à reproduire dans une troisième organisation les symptômes que l'inoculation a développés chez elle. Il y a bien à cette transmissibilité des virus par une reproduction successive, certaines conditions nécessaires ; ainsi, jusqu'à présent, l'homme ne paraît pas apte à transmettre le virus rabique après en avoir subi l'influence, mais c'est là un fait de détail qui tient à la différence primordiale qui sépare l'homme d'avec les carnassiers comme ordre zoologique, mais qui n'altère pas les caractères nosologiques fondamentaux des virus. Or, y a-t-il dans la prétendue *fièvre puerpérale* rien qui ressemble à un venin, rien qui ressemble à un virus, et pourrait-on l'*inoculer*, elle dont la contagion, en dehors de certaines complications, est encore un fait sujet à discussion. L'auteur rappelle bien que les virus peuvent naître spontanément dans l'organisme (ce qui, pour le dire en passant, frise quelque peu l'organicisme, ce péché peu véniel). Ils y naissent spontanément, à coup sûr ; le contester me semble impossible, mais ce qui fait leurs caractères de *virus*, c'est qu'ils peuvent se transmettre par inoculation, et la maladie née spontanément chez le loup qui vit isolé dans les bois n'a pu être catégorisée à titre de maladie virulente qu'après qu'on a vu que l'animal qui en était atteint, pouvait communiquer par l'inoculation une affection identique à celle qu'il éprouvait lui-même, laquelle, développée ainsi chez le chien, devient transmissible un certain nombre de fois. Rien de semblable dans la fièvre puerpérale.

Présente-t-elle même la contagion au degré de ces maladies qui, comme la rougeole et comme la scarlatine, se transmettent d'organisme à organisme, bien qu'on ne puisse pas jusqu'ici assigner de siége spécial, comme on le peut pour les maladies virulentes par excellence, à l'agent inconnu qui les rend ainsi contagieuses. Je ne le crois pas, quant à moi, d'après les faits dont j'ai été témoin ; je ne le crois nullement non plus d'après les faits cités par **M.** Depaul, et pas davantage d'après ceux que l'on invoque des divers côtés. Et même, en admettant ces faits, il y aurait toujours assurément grande différence entre le degré de contagion qu'ils représentent et celle qui est propre à la rougeole et à la scarlatine.

Les expressions de *venin* et de *virus* conviennent donc médiocrement à la fièvre puerpérale. Celle de miasme peut lui être appliquée, mais remarquez combien le rapport du miasme à la maladie acceptée comme résultat de cette influence est moins précis, moins clair et plus hypothétique que le rapport du venin et du virus à la maladie que déterminent ces agents.

Mais enfin, abstraction faite de ces désignations qui se rapportent plus exactement à d'autres exemples, cet état morbide, tel que le comprend l'auteur, est-il présenté par lui avec ses caractères propres et distinctifs ? Indique-t-il surtout à quoi nous pourrions reconnaître cette spécificité qui doit nous servir à faire le départ de ce qui appartient aux accidents puerpéraux et de ce qui est la fièvre puerpérale ? Non ! Car il avoue lui-même, un peu plus tard, qu'il ne saurait indiquer les différences ou établir les distinctions « qui permettent chez une femme en couche de distin- » guer la péritonite grave simple, de la péritonite spéciale, de la » péritonite qui se rattache à une fièvre puerpérale. »

En cela encore, la comparaison avec les venins et les virus, sur laquelle il s'appuie de nouveau, cloche sensiblement, car venins et virus, contrairement au virus puerpéral qu'il admet, déterminent des ensembles de phénomènes toujours identiques dans les divers cas, et capables, par ce cachet particulier, de faire remonter des symptômes à la cause. Le venin de la vipère produit toujours le même ensemble de phénomènes fondamentaux pour une même espèce de vipère, et le virus rabique, comme le virus variolique et le virus syphilitique déterminent dans l'économie des groupes de symptômes qui leurs sont propres, qui les différentient des autres ensembles pathologiques, et peuvent seuls révéler leur inoculation, puisque, comme l'a fort bien fait remarquér l'orateur, le *réactif vivant* permet seul d'affirmer les caractères distinctifs des virus.

Il ajoute : « Vous qui ne voulez pas de l'espèce nosologique et » qui répugnez à la spécificité morbide, confondrez-vous, malgré » les caractères communs qu'elles présentent, la colite commune » grave avec la colite épidémique, avec la dysenterie contagieuse, » l'entérite simple avec la dothiénentérie, la bronchite simple » avec la coqueluche ? Vous vous garderez bien de tomber dans » une aussi étrange et aussi funeste confusion. »

Assurément, je m'en garderai bien; mais, en vérité, je n'aurai pas grand mérite à cela, car, si je ne confonds pas la colite avec la dysenterie, c'est qu'elles offrent des caractères différents que tous les auteurs ont pris soin de noter pour nous apprendre à faire cette distinction, et parmi lesquels le sang émis dans la dysenterie, le ténesme si violent et l'ensemble de phénomènes typhoïdes qu'on y remarque figurent pour une forte part. Si je ne prends pas une entérite simple pour une dothiénentérie, c'est que je sais des écrivains que j'honore et que j'aime qui ont pris grand soin de m'indiquer les symptômes, et même, s'il faut le dire, les lésions qui séparent ces deux affections comme espèces nosologiques. Enfin, entre la bronchite simple et la coqueluche, les signes particuliers et différentiels ont été relevés en assez grand nombre pour que la confusion soit impossible.

Je ne ferai donc pas ces erreurs parce que je trouve à chaque pas des caractères qui les rendent impossibles. En pourrai-je faire autant entre les accidents puerpéraux et la fièvre puerpérale ? Pourrai-je, comme le conseille l'orateur auquel je réponds, appliquer à cette distinction ces mêmes principes, cette même prudence ? De son propre aveu, je ne le pourrai pas, et, comme j'ai cherché à le démontrer plus haut, ce qu'il dit des venins et des virus ne me sera, à ce sujet, que d'une très médiocre utilité.

Ah! s'il refusait de voir une manifestation de la prétendue fièvre puerpérale dans la péritonite et dans les autres affections si bizarrement amalgamées sous cette appellation commune; s'il réservait cette désignation pour la collection de symptômes graves qui constituent surtout la maladie aux yeux de certains essentialistes, il aurait pu dire la péritonite, la phlébite, etc., sont des accidents puerpéraux, les symptômes généraux graves sont seuls la fièvre puerpérale, il faut distinguer les uns des autres, on l'aurait compris facilement, même en supposant qu'on restât d'opinion différente. Mais point, il accepte, comme pouvant suffire à caractériser la fièvre puerpérale, les lésions diverses qui ont été comprises sous cette appellation, avec MM. Tarnier et Lorain, la péritonite, et avec M. Charrier la pleurésie. Pour moi, j'admets pleinement et sans scrupule les espèces nosologiques, mais quand elles ont des caractères propres qui les établissent clairement à titre d'espèce distincte; bien plus, j'admets tout à fait avec tout un chacun les *variétés* dans une même espèce, mais toujours à la condition qu'on me présente pour justifier cette distinction des caractères qui impriment des différences capables d'isoler une variété du reste de l'espèce. Enfin j'admets, sans plus de difficulté, les affections spécifiques; seulement je demande, pour asseoir l'existence d'une maladie de cette espèce, un ensemble de phénomènes qui la distingue des autres groupes déjà admis comme affections spéciales, et qui rappelle par ses caractères l'application d'une cause toujours identique dans les divers exemples. Est-ce là une indiscrétion bien organicienne ? J'estime, du reste, que ces précautions sont plutôt un moyen d'éviter les plus graves erreurs qu'une cause pour les commettre.

La délimitation d'un semblable groupe qui puisse démontrer la spécificité que l'auteur invoque ne ressort pas, il me semble, du discours du 23 mars. Or, comme je le disais dans la première *Lettre* que j'avais l'honneur de vous adresser le 16 mars, il s'agit de savoir s'il existe une affection qui puisse être établie à titre de maladie distincte, délimitée et essentielle sous le nom de *fièvre puerpérale*. La question portée devant l'Académie est, avant tout, une question de délimitation d'une forme pathologique. M. le professeur Bouillaud a envisagé la situation sous ce même point de vue dans son excellent discours du 20 avril, et l'a posée avec tout le talent qui le distingue et avec toute l'autorité qui lui appartient. Or, cette question de délimitation avait-elle été résolue par l'auteur du discours contre lequel je me défends dans la première partie qui fut prononcée le 16 mars devant l'Académie?

La fièvre puerpérale, suivant lui, ne serait pas propre à la femme, et elle exercerait aussi sa funeste influence sur l'homme. Il accepte, comme je l'ai déjà dit, les faits de MM. Tarnier, Charrier et Lorain, et admet que la fièvre puerpérale est la cause des péritonites des enfants nés à terme et du fœtus avant sa naissance. Selon lui, une autre preuve de l'action de la fièvre puerpérale, ce sont les ophthalmies, les érysipèles, etc., qu'on observe chez les enfants nés à l'hôpital et chez ceux qui viennent du dehors. Les accidents de pourriture, de résorption purulente, les abcès multiples et les phlegmasies viscérales observées chez les blessés ou chez les opérés dans les salles de chirurgie, lui représentent la même influence. Bien plus, il ne serait pas, selon lui, nécessaire qu'une plaie ouvrît pour ainsi dire une porte à la contagion. Ainsi, en 1846, les femmes en couches avaient été enlevées des salles de la clinique de M. le professeur Dubois, à cause d'une épouvantable épidémie de fièvre puerpérale; **M.** Pidoux, ayant à traiter des malades atteints d'affections communes, lesquels avaient été placés dans les mêmes salles de la Clinique, fut bientôt surpris de voir toutes les affections revêtir promptement une physionomie singulière, s'aggraver en dépit des soins les mieux dirigés, et ne pas tarder à se terminer par la mort. « **M.** Pidoux, » ajoute l'orateur, reconnaît dans ces particularités l'influence » maligne de la fièvre puerpérale qui avait survécu dans ces salles » au départ des femmes en couches.

» Enfin, de même pour les maladies chirurgicales sans plaie, » les tumeurs par exemple, les chirurgiens peuvent vous dire que » dans les salles voisines d'un service d'accouchement où sévit la » fièvre puerpérale, il n'est pas rare de voir, même sur les malades qui ne sont ni blessés ni opérés, survenir des indisposi- » tions qui se traduisent par de l'inappétence, de la diarrhée, » puis des symptômes généraux d'une certaine gravité. »

Dans tout cela, permettez-moi de le dire avec franchise, mon cher maître, rien ne ressemble à la délimitation d'une espèce morbide spéciale, ayant ses caractères propres et particuliers qui ne permettent à personne de la confondre avec telle ou telle autre affection analogue et qui déterminent *sa nature naturante,* comme dit Bacon. Je vois une influence étiologique absolument inconnue dans son essence, comme elles le sont souvent, laquelle détermine ici des ophthalmies, là des érysipèles, ailleurs des accidents communs et identiques chez les femmes en couches et chez les blessés, en un mot, beaucoup de formes diverses, mais pas d'effets spéciaux, de groupes distincts, identiques dans les différents cas. Rien qui délimite une individualité morbide.

Quant au fait particulier à mon ami et collègue, **M.** Pidoux, il est très vaguement exprimé. Il faudrait pouvoir étudier les détails de tous ces malades, pour pouvoir bien démontrer la valeur

de cette influence générale et surtout pour relever les traits nosologiques qui la caractérisaient. Il est évident et j'accepte tout à
fait que l'influence inconnue, qui avait déterminé une telle épidémie chez les femmes en couches, a pu s'exercer sur les maladies
les plus diverses et leur imprimer un caractère de gravité insolite. Mais leur imprimait-elle un caractère commun, propre à faire
de chaque exemple une maladie identique à celle du voisin ? Voilà
ce que je n'accepte pas comme démontré. La constitution régnante
dans la salle pouvait bien rapprocher des affections de siéges différents par des épiphénomènes semblables; cela se voit tous les
jours, et cela en étiologie a été appelé *constitution médicale,*
mais cela ne peut pas permettre de faire des divers exemples,
où ces traits communs sont observés, une même affection délimitée à titre d'espèce particulière, distincte, et qui soit identique
dans les divers exemples. J'accepte aussi que, à un moment
donné, les malades placés dans des salles de chirurgie et n'offrant aucune plaie, éprouvent des symptômes d'embarras gastrique,
de la diarrhée, etc., mais ces symptômes existent ailleurs en
même temps, et la ville fournit aussi aux hôpitaux son contingent
de faits analogues, nés dans le même moment en dehors de l'influence de l'hôpital, puisque les malades viennent au contraire y
chercher des secours contre ces états qui ne peuvent d'ailleurs par
leurs caractères rentrer sous un titre commun avec les accidents graves des femmes en couches et des blessés.

Tout cela, vous le voyez, c'est uniquement de l'étiologie, c'est une
remarque certainement utile sur la traduction par des traits divers
selon les individus et selon leurs conditions différentes, d'une
même constitution médicale; mais rien là ne ressemble à la délimitation d'une forme pathologique spéciale et distincte.

Et enfin, dans la conclusion de l'auteur, voit-on rien qui précise la question dans le sens désirable ? « Je crois donc qu'il y a

» dans la fièvre puerpérale *quelque chose de* spécial *qui fait le*
» *caractère* et le fond même de la maladie ; *ce quelque chose*
» *appartient à la femme en couches,* qui se trouve incontesta-
» blement dans une grande opportunité morbide, dans une remar-
» quable aptitude pathologique. »

Ce quelque chose *qui fait le caractère de la maladie* est justement ce dont j'aurais voulu voir préciser les caractères, autrement lorsqu'il reste ainsi à l'état vague, mon esprit a bien de là
peine à ne pas le rapprocher de ce qu'on appelle une cause finale.
Or, la recherche d'une cause de ce genre ne m'a jamais beaucoup
tenté après ce que Bacon m'a appris : « *Nam causarum finalium*
inquisitio sterilis est, et, tanquam virgo Deo consecrata, nihil
parit.» (*De augm. scient.* lib. 3, cap. 5.) C'est pourquoi dussé-je
m'attirer quelques épithètes mal sonnantes, même de la part de
gens que j'aime, je n'accepte, dans notre science, que ce qui
m'est accessible ; je rejette à leur lieu et place, sans leur permettre
d'empiéter sur le terrain des choses évidentes, les hypothèses si
brillantes qu'elles soient, et, sans faire profession d'être de l'école
positiviste, je dis volontiers avec M. Littré : « La philosophie
» positive m'a enseigné, que tout ce qui se rattache à l'origine
» ou à la finalité est complétement inaccessible à l'esprit humain
» et doit être désormais abandonné. » (Littré, *Études d'histoire*
primitive, in *Revue des Deux-Mondes,* 1er mars 1858.)

Je ne trouve donc pas démontrée par l'orateur la nature spécifique et essentielle de la maladie qui nous occupe, même en l'étendant, comme il le veut, à un grand nombre de malades divers. Il
m'en coûte beaucoup, croyez-le bien, mon cher maître, d'être
d'un autre avis qu'un homme à qui je suis sérieusement et sincèrement attaché, pour le caractère et pour l'esprit duquel j'ai la
plus haute estime et dont j'ai appris à suivre volontiers les
voies, marquées qu'elles sont par les services éminents qu'il a

rendus et qu'il rend tous les jours à la science. Mais il me saurait le plus mauvais gré du monde s'il me voyait, sur un sujet que j'ai étudié d'une façon spéciale depuis quatre ans, taire ou fausser mes convictions pour rentrer dans son dire. La franchise est le plus pur hommage qu'on puisse offrir aux âmes élevées et aux natures généreuses. C'est cette conviction qui m'a poussé à discuter franchement cette doctrine de la spécificité et de l'essentialité particulière proposée pour l'interprétation les faits de l'ordre de ceux que j'avais étudiés.

A côté de cette essentialité vient nécessairement se ranger la doctrine qui fait de la fièvre puerpérale une fièvre essentielle non plus applicable à beaucoup de malades de sexes et d'âges différents, mais habituellement limitée aux femmes en couches. C'est la doctrine qu'ont présentée surtout les accoucheurs de l'école de la Maternité de Paris. C'est celle de M. le professeur Dubois, acceptée avec des nuances très accusées par MM. Danyau, Depaul, Charrier, Lorain et Tarnier. Examinons un peu cette doctrine, sa démonstration serait la négation absolue de l'opinion que les faits patiemment étudiés m'ont forcé d'adopter. Voyons ce qu'il en est.

Le discours de mon excellent ami M. Depaul, est l'expression la plus ferme de cette doctrine, c'est là surtout que je vous demande la permission de l'examiner. Il a tout d'abord, avec une précision rare, et digne d'un esprit tel que le sien, fixé ce qu'il se proposait de démontrer dans son discours :

« 1° Existe-t-il une affection primitivement générale, à laquelle
» il convient de donner le nom de fièvre puerpérale?

» 2° Si cette maladie existe, quels en sont les caractères? Comment la distinguer d'un grand nombre d'autres affections qui
» n'ont rien de commun avec elle, ni par le point de départ, ni
» par la marche, ni souvent par la gravité, ni enfin par la théra-
» peutique qu'elles réclament? »

Voilà qui est net ; et ce programme bien rempli amènera la solution positive de la question. M. Depaul la résout par l'affirmative ; comment fait-il ?

« En répondant par avance d'une manière affirmative, dit-il, je » suis sûr de rencontrer peu de contradicteurs dans cette assem- » blée..... » C'était là un exorde habile du genre *ab insinuando;* mais il a vu au contraire, par la suite de la discussion, que le *consensus* n'était pas aussi général qu'il le croyait. Habitué à traiter la question entre pathologistes spéciaux qui la considéraient comme de leur domaine propre, et exposant l'opinion de leur école, il croyait la chose simple, incontestable. Les pathologistes, livrés à des études moins limitées, habitués à des examens comparatifs plus étendus, ne se sont pas, peut-être par cela même, rangés tous à beaucoup près autour de M. Depaul, même ceux que leur position spéciale met le plus à même de juger la question. Après un exposé historique, il arrive aux preuves sur lesquelles, selon lui, on peut s'appuyer pour admettre l'*essentialité* de la fièvre puerpérale. Ces preuves sont « *la nature épidémique* » qui constitue, selon lui, une forte présomption en faveur de son opinion. « En effet, elle est épidémique comme le typhus et la » fièvre typhoïde. Une hygiène mauvaise, l'encombrement, en » sont les causes habituelles ; une fois développée, elle peut sévir » non seulement sur les nouvelles accouchées, mais sur d'autres » femmes, sur des enfants et sur des malades voisins du lieu où » elle exerce ses ravages. Parfois on voit le muguet, les ophthal- » mies en être les avant-coureurs, et des érysipèles se développer » dans les salles de chirurgie concurremment avec la fièvre puer- » pérale dans les salles d'accouchement. Il l'a vue se développer » sur des élèves de la Maternité. Il n'est même pas besoin, pour » que la fièvre puerpérale se déclare, que la femme soit accou- » chée, qu'elle soit même en travail, et j'en ai vu périr, dit-il, vic-

» times de cette fièvre à la Clinique, à l'autopsie desquelles je
» trouvais toutes les lésions de la fièvre puerpérale.

» A toutes ces preuves..... » dit en terminant M. Depaul.

Mais ne vous semble-t-il pas, mon cher maître, que tout ce qui
précède constitue des énoncés de faits et nullement des *preuves ?*
Tous ces faits sont vrais, mais, pour les élever au degré de *preuves*
de l'*essentialité* d'une maladie, ne faudrait-il pas une certaine
discussion qui leur assignât, d'une façon péremptoire, une semblable valeur. Votre maladie essentielle se montre à l'état épidémique ? C'est-à-dire qu'elle règne à la fois sur un grand nombre
d'individus comme le font le typhus et la fièvre typhoïde, mais
cette généralisation ne prouve pas sa nature essentielle. Les amyg-
dalites simples règnent souvent, et, en ce moment même, à l'état
épidémique ; cela constituera-t-il, pour ces affections, une preuve
d'essentialité ? Une mauvaise hygiène, l'encombrement affirmés à
à titre de causes rigoureusement efficaces, ne sont pas non plus
une preuve d'essentialité. La mauvaise hygiène prédispose à toute
espèce de maladie en diminuant la résistance de l'économie, mais
cela ne crée pas une essentialité nécessaire, et l'encombrement
peut bien être une donnée sur l'origine miasmatique de la maladie,
mais ce n'est pas non plus là un motif prépondérant d'essentialité.
Les femmes, les enfants, les malades voisins en sont pris, dites-
vous ? Cela, même avant d'être admis dans la discussion à titre de
preuve à démontrer, devrait être prouvé et une fois la réalité de
ce fait établie, il indiquerait la généralisation de l'aptitude pour
cette maladie et nullement encore son essentialité. Que le muguet
et les ophthalmies la précèdent, que les érysipèles dans les salles
de chirurgie l'accompagnent, en quoi cela démontre-t-il la nature
essentielle de l'affection ? Comment la coïncidence ou la préséance
d'affections multiples et variées peut-elle *prouver* l'essentialité d'une
forme morbide quelle qu'elle soit, quand ces affections diffèrent avec

elle à un tel degré ? J'ai sans doute l'esprit bien mal fait, bien étroit, mais je ne vois pas là une *preuve* de cette essentialité.

J'ai déjà parlé plus haut des élèves de la Maternité, atteintes soi-disant de fièvre puerpérale en dehors des conditions d'accouchement, et j'ai essayé de démontrer qu'elles étaient mortes de péritonite, et qu'il était impossible d'établir la *nature puerpérale* de ces péritonites.

M. Depaul a vu des femmes, en dehors du travail, périr victimes, selon lui, de la fièvre, à l'autopsie desquelles il trouvait les lésions caractéristiques de la fièvre puerpérale. Y a-t-il là encore des preuves de l'essentialité de la maladie? Et si à l'autopsie, à l'autopsie notez bien, vous avez trouvé des *lésions caractéristiques* de la fièvre puerpérale, cela veut dire qu'il existe dans cette maladie des caractères anatomiques habituels, mais cela ne prouve pas que la maladie soit essentielle; cela est même tout d'abord opposé à l'idée d'essentialité, car en général, dans les maladies, les lésions anatomiques, assez constantes pour être caractéristiques, sont peu subordonnées ; elles ont plus habituellement une autre valeur.

C'est cette subordination des lésions anatomiques qu'il s'agit de démontrer pour établir l'essentialité de la maladie. Les auteurs qui défendent cette doctrine l'ont bien senti. Deux arguments sont surtout mis en avant pour arriver à ce but.

Le premier déjà produit par M. Guérard et répété ensuite par M. Depaul, c'est que « dans presque toutes les épidémies de fièvre
» puerpérale, on a trouvé des lésions anatomiques, et ces lésions
» ont été excessivement variées. Assurément, certains organes
» paraissent être le siége de prédilection anatomique de la ma-
» ladie..... Ainsi, il y a une péritonite le plus souvent; puis vien-
» nent la métrite, la métro-péritonite, la lymphangite utérine, la
» méningite...., du pus dans l'œil...., une friabilité particulière
» du tissu cellulaire. Enfin, dit M. Depaul, j'indiquerai comme

» exemple de l'extrême variabilité des lésions, certaines altérations
» de la peau, d'aspect scarlatiniforme, qui sont les indices d'un état
» général tellement grave, que le retour à la santé n'a jamais lieu
» ce cas. Si l'on joint à cela l'état du système nerveux, le délire,
» dans l'anxiété, la gêne de la respiration, qui n'explique pas la dis-
» tension de l'abdomen par des gaz, il ne me paraît pas, ajoute
» mon excellent collègue M. Depaul, qu'il puisse exister des
» doutes sur l'essentialité de la maladie. »

Je ne vois pas, pour le dire en passant, comment l'essentialité
de la maladie devient plus évidente parce qu'on joint t de purs symptômes, tels que l'état du système nerveux (terme bien vague) et
le délire à l'examen des altérations anatomiques, telles que celles
de la péritonite, par exemple. Tous les jours, nous rencontrons
dans la péritonite et dans bien d'autres affections un état grave du
système nerveux, du délire, sans que cela imprime à la maladie
un cachet d'essentialité. Et maintenant, pour la variabilité prétendue des lésions à l'aide de laquelle on voudrait prouver leur
peu d'importance, permettez-moi de m'arrêter un moment.

Depuis que j'étudie de près les faits afférents à cette maladie,
j'ai toujours été frappé de l'étrange confusion dans laquelle sont
restés les auteurs qui admettent l'existence de la fièvre puerpérale. Tout ce qui survient chez une femme en couches, toutes les
lésions qu'ils rencontrent à l'autopsie, leur sont symptômes ou
lésions caractéristiques, sans qu'ils paraissent soupçonner que certaines de ces lésions, par exemple, sont de simples coïncidences,
et que certaines autres, par leur gravité propre, ont une valeur
prépondérante et ne sont nullement à l'état de subordination d'une
autre maladie essentielle. C'est, à mon sens, se contenter trop facilement, et plaindre trop sa peine. Il est indispensable, selon moi,
de bien étudier et de bien préciser le rôle de ces diverses lésions,
si on veut en fixer et en établir la valeur nosologique véritable.

Ainsi, par exemple, je vois citer à chaque pas, à titre de

preuves, par les auteurs dont j'examine ici l'opinion, les faits rapportés par M. Charrier dans sa thèse ; j'ouvre cette thèse, je la lis avec tout le soin qu'elle mérite, et je vois surtout qu'elle est faite pour démontrer que dans l'épidémie dont l'auteur a été témoin, la fièvre puerpérale a affecté souvent la forme thoracique. Or, par quels faits démontre-t-il cette forme thoracique qui serait à coup sûr curieuse et singulière ? En voici un exemple transcrit textuellement (page 94) :

Obs. XLIX. — *Fièvre puerpérale, forme pectorale ; guérison.*

Bourb..., primipare, fille, 20 ans, est depuis le 15 septembre dans l'établissement. Le 8 octobre, accouchement naturel. Le 12, elle est passée aux infirmeries n° 23. Elle a de la fièvre depuis deux jours ; depuis sa montée de lait, légère dyspnée ; le pouls est à 120. Thorax douloureux au-dessous du mamelon droit ; face pâle, mais pas très altérée ; langue sale. (Ipéca stibié, lim. 2 pots, julep diacodé, 45 gram.) — Soir, mieux ; elle a des déjections alvines considérables ; le foie est douloureux ; matité à droite, égophonie. Vésicatoire au côté droit. Le 13, la face est rosée ; pouls à 100 ; la dyspnée est moins considérable. Purgation ; vin de Bordeaux, 125 grammes. Le 14, pouls à 90 ; la matité diminue ; de mieux en mieux. Sort guérie le 21.

En conscience, comment voulez-vous me faire accepter cette observation comme la *preuve* d'une fièvre puerpérale et d'une fièvre puerpérale à forme thoracique ? Est-ce que ce n'est pas tout simplement une pleurésie légère survenue chez une femme en couches, chez laquelle même s'est peu révélée l'influence de l'état dit puerpéral, car l'épanchement pleurétique dont elle a été atteinte ne s'est compliqué d'aucune autre affection parmi celles qu'on voit se développer à la suite des couches, et il n'a pas même offert les caractères et la gravité d'une pleurésie secondaire.

Le fait qui suit (page 95), intitulé : *Fièvre puerpérale, forme pectorale ; pleurésie double ; mort ;* est du même genre. Épanchement purulent à gauche, séro-purulent à droite, ecchymoses sous la plèvre ; et on présente un tel fait comme un exemple de fièvre puerpérale ! Je ne puis pas l'acceper comme tel, je l'avoue, à moins de me courber à l'axiome Jacotot, *tout est dans tout*, axiome pour lequel je ne professe aucune vénération, et dont je ne saurais faire mon guide philosophique.

Ces observations sont cependant présentées maintenant pour avoir cours à titre de faits péremptoires et probants ; on les oppose tout net comme raisons démonstratives à qui discute les opinions de la Maternité ; nous les avons entendu citer à l'Académie comme des autorités, et l'une d'elles a même été présentée comme un exemple de fièvre puerpérale avant l'accouchement, c'est l'observation LI (page 95). Permettez-moi de la reproduire ici, pour vous mettre à même de bien voir les faits qu'on oppose à la doctrine que je soutiens.

Fièvre puerpérale avant l'accouchement ; accouchement ; pleurésie purulente ; thoracentèse. Mort.

Chevill..., primipare, 23 ans, domestique. Elle est depuis dix jours à l'infirmerie des femmes enceintes pour de la diarrhée. Le 10 octobre, la fièvre est intense ; dyspnée ; douleurs sous-sternales ; pouls à 140 ; la face est très colorée ; constipation ; matité à droite, égophonie ; on entend la respiration très obscurément, et encore au sommet. Vésic. purg. salin. Lim. 2 pots. — Le 11 octobre. Dyspnée ; même fréquence du pouls ; plus de douleurs dans le ventre ; la face est pâle, les battements du cœur du fœtus ne sont pas modifiés. Huile de ricin. — Le 12 oct. Elle accouche naturellement, l'enfant est vivant ; le pouls est à 110 ; douleur sous-sternale ; plus de murmure vésiculaire à droite ; rien du côté du ventre ; la dyspnée est moins considérable. — Le 13, même état, langue blanche. — Le 14, fièvre de lait ; frisson ; enduit saburral. Ipéca stibié. *Ut suprà.* Soir, va un peu mieux ; le pouls est à 100, même épanchement. — Le 15, même état. Soir, frissons erratiques. — Le 16, on pratique la thoracentèse ; quelques gouttes de sérosité purulente visqueuse ; matité considérable. On agite le trocart, qui a été introduit entre le septième et le huitième espace intercostal. On pousse une injection très légère pour dégager la canule. Pas de liquide. — Le 17, les symptômes s'aggravent ; orthopnée. — Le 18, mort.

Autopsie : Rien dans les intestins; ecchymoses sous-pleurales ; cœur mou ; épanchement purulent très épais ; pseudo-membranes très épaisses; liquide d'une sérosité très considérable ; flocons fibrineux.

Voilà une observation à l'aide de laquelle on prétend avoir démontré l'existence d'un exemple *de fièvre puerpérale avant l'accouchement*. Je ne vois rien, je l'avoue, qui démontre cette antériorité dans le fait que je viens de transcrire. Est-ce la diarrhée que la malade avait et qui l'a fait placer à l'infirmerie? On n'entend pas, je suppose, démontrer l'existence d'une fièvre puerpérale par ce seul symptôme. Il faut alors que ce soit l'ensemble d'accidents qui débute, le 10, par de la fièvre, de la dyspnée, des douleurs sous-sternales, etc., mais il y a aussi de la constipation, de la matité à droite, de l'égophonie du même côté. Je vois là tout simplement une pleurésie du côté droit chez une femme enceinte. J'ai beau faire, j'ai beau chercher, je ne vois rien qui établisse que cette pleurésie soit subordonnée à une tout autre affection qui serait, elle, la fièvre puerpérale, je ne vois rien, d'ailleurs, qui ait pu empêcher cette femme, parce qu'elle était enceinte, d'être frappée de pleurésie comme le commun des femmes et même des hommes; je cro's qu'en saine pathologie on doit plutôt voir dans l'état de grossesse qui déprime l'économie une prédisposition à subir les influences morbides. La femme accouche, les symptômes pleuraux persistent; rien encore de puerpéral. Sont-ce les frissons notés le 14, qui vont faire le caractère puerpéral de la maladie? Mais ils accompagnent la fièvre de lait, l'observation nous le dit, malgré son laconisme ordinaire. Ils seraient, d'ailleurs, un phénomène survenu après l'accouchement et ne légitimeraient nullement le titre : « *Fièvre puerpérale avant l'accouchement.* » Sont-ce les frissons erratiques du 15 au soir? Mais on sait qu'une pleurésie qui suppure détermine de tels frissons, et une pleurésie en suppuration le cinquième jour, n'est pas un fait des plus rares, surtout quand elle est compliquée d'un incident tel qu'un accouchement.

Enfin, dans les lésions relevées à l'autopsie, je ne vois que le cœur mou qui n'appartienne pas à la pleurésie ; mais permettez-moi de ne pas accepter ce détail anatomique comme caractéristique de la fièvre puerpérale et comme pouvant suffire à me démontrer l'existence de cette maladie.

J'ai insisté sur ces exemples et sur leur analyse, parce qu'ils montrent avec quelle facilité, dans l'école dont nous examinons ici les doctrines, on accepte sans discussion des faits qui, par leur étrangeté même, devraient appeler un sévère examen, une précision rigoureuse et des détails, je ne dirai pas méticuleux, mais au moins suffisants. Je pourrais multiplier les citations de ce genre empruntées à la même thèse; et notez bien que ces remarques ne s'appliquent pas à M. Charrier; ce n'est pas à lui qu'il faut demander compte d'une semblable interprétation, il a rapporté ce qu'on lui enseignait.

Ainsi, pour peu qu'on accueille ces faits sans contrôle, voilà la pleurésie qui, par cela seul qu'elle se développe chez une femme en couche ou même chez une femme qui va accoucher, deviendrait une forme de fièvre puerpérale. Non, je ne puis me décider à accepter ces faits avec la signification qu'on leur prête. Il y a là coïncidence d'une pleurésie avec l'accouchement; je ne puis rien voir autre chose, et je ne trouve, dans l'espèce, d'autre solidarité entre la maladie pleurale et la fonction utérine, qu'une coïncidence liée à ceci, que les pleurésies ont été fréquentes en octobre 1854. Mais voir dans la pleurésie la *lésion type,* comme le veut M. Charrier (page 15), de l'épidémie de fièvre puerpérale dont il s'est fait l'historien, je ne saurais courber mon esprit à cette interprétation, et je ne suis assurément pas seul de cet avis, M. Charrier insiste bien sur la nature purulente de l'épanchement pour y voir un caractère d'essentialité. « Tout le monde saît, dit-il, combien la » fièvre purulente est rare. » Mais la pleurésie purulente n'est pas déjà si rare qu'il semble le dire, et ensuite il y a pleurésie et pleurésie, comme il y a...... et j'ai déjà fait remarquer plus haut le caractère secondaire que l'accouchement imprime aux phlegmasies qui peuvent alors survenir chez la femme.

Vous le voyez, cher maître, dès qu'on précise l'examen des faits englobés par l'école de la Maternité sous la désignation de *fièvre puerpérale,* on est obligé d'en faire sortir quelques-uns de ce cadre. Ce que je viens de faire pour la prétendue *forme pectorale,* voyons si on ne doit pas le faire aussi pour d'autres lésions dites également *caractéristiques.*

C'est ce que j'examinerai dans une lettre suivante.

Votre bien affectueusement dévoué,

BÉHIER.

Mon cher maître ,

Si l'analyse critique à laquelle je me suis livré touchant la prétendue forme thoracique de la maladie dite *fièvre puerpérale* est rigoureuse et fondée, on ne saurait admettre une telle forme à titre de maladie particulière et isolée des autres groupes pathologiques. Il serait donc impossible d'y voir une preuve de l'existence de la fièvre puerpérale à titre de maladie délimitée.

Voyons la péritonite. J'ai déjà abordé ce sujet par un côté dans une des lettres que j'ai eu l'honneur de vous adresser. Permettez-moi de le compléter ici. C'est un des points les plus importants de la question qui nous occupe, à cause de la valeur considérable qu'on a attachée à cette affection, dont la présence a paru suffisante pour caractériser l'existence de la fièvre puerpérale, et aussi à cause de la confusion singulière que l'on a laissé subsister dans l'histoire de cette phlegmasie de la séreuse.

Dans la troisième de ces lettres, j'ai cherché à établir, les faits à la main, que la péritonite, même alors qu'elle devenait l'accident capital et tout à fait prépondérant chez la femme en couches, ne pouvait pas être considérée comme une phlegmasie primitive, qu'elle devait toujours être envisagée comme une affection secondaire et subordonnée aux lésions utérines. Cette interprétation des phénomènes péritonéaux me paraissait résulter, comme j'ai eu l'honneur de vous le dire, de cette remarque, à savoir, que les lésions du péritoine sont très habituellement localisées au voisinage de l'appareil utérin, et j'ai cité le relevé des faits que j'ai observés. Je tiens cette interprétation pour rigoureuse, même en présence des observations dont elle a été l'objet de la part d'un de mes amis, M. le docteur Jacquemier *(Gazette hebdom., 1858, nº 17)*. J'attache trop de prix à l'opinion de cet excellent collègue pour ne pas vous demander la permission de lui répondre quelques mots. D'abord je lui affirmerai de nouveau, comme je l'ai déjà fait à mon ami M. Cazeaux, que je n'ai jamais pris des lymphatiques pour des veines pleines de pus, et que quand j'ai dit veines, c'est bien veines qu'il faut entendre, *sans erratum ;* que les veines désignées comme occupant les côtés de l'utérus étaient dans l'épaisseur du tissu de cet organe et non superficiellement placées. Aucune équivoque, je le répète, ne peut être élevée sur ce point. Et dans les ligaments larges ou dans le reste des annexes utérines, je n'ai pas pris moins de soins pour bien établir et bien constater le résultat de mes recherches.

« M. Béhier, dit M. Jacquemier, est-il bien autorisé, d'après
» ses propres observations, à considérer d'une manière aussi
» absolue la péritonite comme une phlegmasie purement secon-
» daire? Nous ne le pensons pas, et il fournit lui-même un assez
» bel exemple de péritonite générale sans lésion dans l'utérus, ou
» dans ses annexes, ou ailleurs. De tels cas, pour n'être pas la loi
» commune, n'en sont pas moins assez fréquents. Les cas observés
» vés également par M. Béhier de péritonite assez universelle-
» ment intense et assez étendue, pour qu'on ne puisse se pronon-
» cer sur le point d'origine, sont-ils bien compatibles avec une
» négation aussi absolue de la péritonite primitive? Or, les faits
» analogues dans le cours des épidémies sont très communs; et
» à moins que M. Béhier ne veuille absolument tenir compte que
» de ses propres observations, il sera forcé de le reconnaître.

L'objection qui se rapporte au fait de péritonite que j'ai eu l'honneur de vous indiquer dans ma première lettre, et dans lequel il n'existait aucune altération dans l'utérus, paraît, au premier abord, la plus triomphante. Mais cela ne m'embarrasse nullement. Est-ce que je n'ai pas indiqué que, même chez cette femme, j'avais rencontré peu après l'accouchement, et à titre de phénomène du début, ce gonflement douloureux des annexes qui constate bien nettement et sans ambages le point de départ utérin, puisqu'il est le premier accident relevé? De plus, n'ai-je pas dit que toute la surface péritonéale de l'utérus était tapissée de fausses-membranes répandues en flocons abondants et épais? Est-ce que ces deux remarques ne démontrent pas que, même dans ce cas en apparence défavorable à la théorie qu'on me reprochait et que je maintiens, il y avait un point de départ qui subordonnait la péritonite à l'utérus? Cette péritonite, en outre, a été fermement exprimée par des signes purement phlegmasiques, et il n'y a rien eu, dans ce cas, qui pût se rapporter au groupe de symptômes, qui seuls doivent représenter la fièvre puerpérale, si jamais on démontre clairement l'existence de cette maladie.

Dans cet exemple, il est tout simplement arrivé que l'inflammation péritonéale a été l'accident prédominant, et qu'elle a tué la malade pour son propre compte, si je puis m'exprimer ainsi. La plaie utérine a trouvé, dans cet exemple, une séreuse particulièrement apte à s'enflammer, et la péritonite s'est manifestée avec des caractères de généralisation et de vivacité tels, qu'elle a tout absorbé à son profit et est restée la seule expression anatomique. Mais le point de départ est mis en évidence par le signe local primitivement constaté.

Ce fait lui-même, et par l'ensemble de sa forme symptomatique et par les signes observés au début, est donc encore un fait de péritonite subordonnée à l'état de l'utérus, et l'objection ne modifie en rien l'origine secondaire que j'ai attribuée à la phleg-masie du péritoine.

Les cas de péritonite assez universellement intense et assez étendue pour qu'on ne puisse se prononcer sont-ils moins compatibles, comme le dit M. Jacquemier, avec la négation de la forme primitive ? Loin d'infirmer cette opinion, je crois que ces faits, dont j'ai l'observation sous les yeux en ce moment, la confirment pleinement. Que mon ami M. Jacquemier veuille bien considérer d'abord que, dans la mention de ces faits, je n'ai pour ainsi dire présenté qu'un de leurs côtés. Je vous exposais, mon cher maître, les résultats anatomiques de mes recherches et, en vous indiquant la quantité relativement considérable de faits dans lesquels la simple inspection anatomique avait suffi pour établir le point de départ de la péritonite, je vous disais qu'elle avait été tout à fait limitée au voisinage de l'appareil utérin dans 28 observations sur 52, et que 16 fois elle avait été beaucoup plus intense vers les mêmes points, bien qu'elle se fût étendue au reste de l'abdomen. J'ajoutais que sur cinq femmes seulement, elle avait été assez généralisée, quant *à ses expressions anatomiques,* que leur intensité avait été assez égale dans toutes les régions abdominales, pour qu'il fût impossible d'affirmer, *par la seule inspection anatomique,* que la phlegmasie péritonéale avait eu tel ou tel point de départ. C'était, comme vous le voyez, au point de vue anatomique que je parlais, puisque j'étudiais seulement ce côté de la question. J'ai indiqué alors sincèrement ces cas comme ne pouvant compter à titre de preuves. Mais ce que ne disent pas les lésions, les symptômes l'établissent. Chez 4 de ces femmes, c'est au milieu d'accidents déjà évidents et même assez graves, que la péritonite a éclaté avec des symptômes caractéristiques.

Dans l'une de ces observations, la femme, atteinte, huit jours avant la couche, d'attaques d'éclampsie qui furent conjurées, fut accouchée avec le forceps, présenta une douleur avec gonflement local qui augmenta graduellement pendant quatre jours; le quatrième éclatèrent les signes d'une péritonite intense, ballonnement considérable, vomissements incessants, douleur généralisée dans le ventre, de locale qu'elle était d'abord, ce que la pression permit de constater malgré l'obtusion de la sensibilité survenue au milieu de l'état adynamique que présentait la malade. La mort eut lieu le 6me jour après la couche. Outre la péritonite généralisée, existait une gangrène à forme traumatique, étendue à tout le col et à la partie supérieure du vagin, et du pus occupait les *veines* utérines.

Chez deux autres femmes, les signes locaux très notables et sérieux dans leur expression ont été constatés, et, après deux jours chez l'une, trois jours chez l'autre, les signes d'une péritonite intense se sont manifestés. La mort est survenue après deux jours chez la première, et après un jour chez l'autre. Toutes deux, outre leur péritonite généralisée, offraient un exemple de pourriture d'hôpital à la face interne de l'utérus. Les ovaires étaient volumineux, altérés, et on rencontra chez toutes deux du pus dans les veines du tissu utérin.

Des deux autres femmes, l'une prise de douleur locale et de gonflement des annexes le deuxième jour, présenta les signes d'une péritonite le cinquième jour, mais ne succomba que le dixième; une pneumonie développée le huitième jour fit taire une partie des signes de la phlegmasie péritonéale. Le lobe inférieur du poumon gauche était hépatisé au deuxième degré. Les ovaires étaient volumineux, et nous trouvâmes du pus crèmeux, louable, en quantité assez notable dans un des sinus transversaux de la face postérieure, par un coup de bistouri donné tout en finissant l'examen, et alors que nous allions partir, couvaincus que nous avions eu affaire à une observation dans laquelle manquait la phlébite.

Enfin, la cinquième femme, après une couche longue et une

délivrance terminée par l'introduction de la main, le 27 août 1857, à midi, fut prise le 28, à huit heures du matin, de tous les signes de la plus violente péritonite, et mourut le 28 au soir, vomissant jusqu'à la fin. Outre la péritonite considérable dans ce cas, nous trouvâmes les ovaires du volume d'un petit œuf, diffluents. Du pus était déjà formé dans le tissu cellulaire, autour du col, dont les veines contenaient du pus, surtout à droite, comme aussi les veines situées au niveau de l'insertion des annexes gauches et l'un des sinus transversaux antérieurs vers la moitié gauche de son parcours.

Dans ces cinq observations, comme vous le voyez, les symptômes établissent bien la subordination de la péritonite, et les lésions concomitantes ne sont guère de nature à ôter à cette affection le caractère secondaire que je lui attribue. Je n'ai nullement la prétention de ne tenir compte que de mes propres observations, mais je crois qu'il ne suffit pas de constater l'existence et la gravité de la péritonite, pour bien apprécier son rôle nosologique dans le cas particulier qui nous occupe, et je crois qu'on n'a pas assez recherché ce que pouvaient donner et l'étude attentive du siége qu'affectent les lésions et celle de la marche des symptômes. Quand je vois les lésions très souvent bornées au voisinage de l'utérus, ou offrant vers ce même point leur plus grande intensité, j'ai déjà grande tendance, je l'avoue, à penser que les faits ont suivi une même filiation dans les exemples beaucoup plus rares, relativement, où les lésions sont plus universellement répandues sur le péritoine. Puis-je rester dans le doute, quand les symptômes me montrent que des désordres locaux évidents précèdent les manifestations des signes de la péritonite? Je ne crois pas que vous me le demandiez, et j'ai droit de penser que les faits analogues aux cinq observations que je viens de compléter (faits qui, pour le dire en passant, ne sont pas très communs dans les épidémies, comme le dit **M.** Jacquemier), j'ai le droit de penser, dis-je, que ces faits prendraient une même signification s'ils étaient analysés avec soin dans toutes leurs parties, au lieu d'être envisagés en bloc, comme je le vois faire par les observateurs qui les rapportent à titre d'exemples de fièvre puerpérale, surtout quand je vois qu'il en est justement ainsi dans plusieurs de ceux que je puis examiner, comme je l'ai fait pour les exemples de MM. Depaul, Tarnier et Lorain.

M. Jacquemier ajoute : La péritonite, dans les conditions » ordinaires de la vie, est excessivement rare, j'en conviens; » mais aussi l'excessive susceptibilité du péritoine à se prendre » d'inflammation au contact des liquides les moins irritants, ne » porte-t-il pas à penser que, dans l'état puerpéral et sous l'in- » fluence de causes le plus souvent générales, la séreuse est aussi » disposée à s'enflammer primitivement que l'utérus et ses an- » nexes? »

Je ne sais pas d'abord quel rôle viennent jouer ici les liquides auxquels M. Jacquemier fait allusion. Aucun liquide, même peu irritant, n'est versé à la face interne du péritoine dans le cas qu'il veut nous faire accepter; mais, en outre, comment la susceptibilité du péritoine à s'enflammer *consécutivement* au contact d'un liquide aide-t-elle à comprendre, et porte-t-elle à admettre que la séreuse soit disposée à s'enflammer *primitivement?* Et aussi comment cette susceptibilité, en présence d'une cause locale comme le contact d'un liquide, peut-elle servir à établir l'action d'une cause générale? Je ne saisis ni la valeur de l'argument, ni le lien qui unit les diverses parties qui le composent.

« N'est-il pas plus rationnel, ajoute M. Jacquemier, d'attri- » buer aussi à une cause générale, dans les maisons d'accouche- » ment encombrées, la péritonite des nouveau-nés et l'inflamma- » tion de l'ombilic elle-même, que de faire dépendre exclusivement

» la péritonite de l'état de l'ombilic, comme le veut **M.** Béhier
» dans l'intérêt de la théorie de la péritonite secondaire ? N'y a-t-il
» pas, enfin, un peu de subtilité à considérer l'inflammation du
» péritoine développée sous l'influence des congestions men-
» struelles, comme une péritonite secondaire! »

Mais c'est que je ne trouve pas du tout qu'il soit plus rationnel d'admettre pour le développement de la péritonite des nouveau-nés une cause générale, que de faire dépendre cette péritonite de l'état de l'ombilic. Mon motif est assez simple. Je vois ailleurs, dans d'autres circonstances, qui ne constituent pas des exemples d'épidémie, la péritonite sporadique naître consécutivement à l'état de l'ombilic. Je trouve très rationnel de conclure de ce fait isolé, non douteux, aux autres faits qui ne diffèrent du premier que par leur développement sur un plus grand nombre d'enfants à la fois. Cette généralisation de l'inflammation de l'ombilic, je n'ai aucune hésitation à l'attribuer à une cause générale dans les maisons d'accouchement encombrées, parce que des faits analogues se présentent à mon observation dans des salles de chirurgie, même en dehors de tout voisinage d'un service d'accouchement. Ce que je constate sur les plaies d'un grand nombre d'opérés à la fois, dans des conditions d'encombrement et sans que la question soit aussi complexe que pour l'état dit puerpéral, me sert à comprendre et à réduire à sa juste valeur ce que je rencontre dans un service d'accouchement. Les conditions, en réalité, sont les mêmes, puisque l'ombilic des enfants porte une plaie. Mais, pour la péritonite, je ne trouve plus, dans d'autres occasions, des faits semblables à ceux qu'on veut me faire admettre, et rien, en pathologie, ne me conduit à accepter la péritonite comme conséquence directe d'une cause générale agissant sur la séreuse sans intermédiaire; rien non plus ne me conduit à admettre que, dans l'espèce, cette phlegmasie soit fréquente sous la forme primitive, puisque ailleurs je la rencontre si rarement avec cette forme, que bon nombre d'auteurs nient l'existence de cette variété primitive.

Les faits, au contraire, me montrent partout la péritonite comme secondaire aux maladies des organes que recouvre la séreuse, et, pour ne pas sortir de l'utérus, est-ce que je ne vois pas la phlegmasie péritonéale constituer une complication fréquente des opérations, même parfois peu sérieuses, que l'on pratique sur cet organe?

Il y a peu de jours encore, on me citait l'exemple d'une péritonite générale, devenue mortelle en quarante-huit heures, et qui s'était développée à propos de l'enlèvement par incision d'un très petit polype de la lèvre antérieure du museau de tanche. Est-ce que la péritonite est rare après diverses opérations sur le corps de l'utérus (extractions de polypes) ; après celles qu'on pratique sur le vagin ? Il y a mieux, c'est que souvent, dans ces divers cas, on rencontre simultanément des phlébites des veines de l'utérus et de celles des ligaments larges.

Quand je vois de tels faits et que je considère la plaie ombilicale pour les nouveau-nés et la plaie utérine pour les nouvelles accouchées, je trouve très rationnel de me tenir pour plus éclairé sur le mécanisme des phénomènes, par ce que j'observe sans conteste ailleurs, que je ne le serais par les hypothèses des causes générales et autres, et je continue de subordonner ici la péritonite à des circonstances qui sont analogues de tous points à celles que je vois efficaces ailleurs, jusqu'à ce qu'on me démontre, autrement que par des affirmations plus ou moins problématiques, que je dois retourner la question. Ce n'est donc pas un pauvre intérêt de théorie qui me guide, c'est le besoin de procéder de ce qui est simple et incontestable à ce qui est plus complexe et plus sujet à faire naître l'hésitation.

Quant à considérer l'inflammation du péritoine, développée

sous l'influence des congestions menstruelles comme une péritonite secondaire, je ne vois là aucune subtilité. Les faits de ce genre ne sauraient être contestés. Est-ce que chez les femmes ainsi frappées de péritonites au moment des règles vous verriez naître la phlegmasie séreuse si vous supprimiez l'utérus et son influence ? D'ailleurs, que se passe-t-il au moment de l'époque ? « A la tur-
» gescence hyperémique de l'utérus pendant la menstruation,
» s'ajoute celle de l'ovaire en travail d'ovulation, travail qui prend
» quelquefois des proportions exagérées, et peut amener des épan-
» chements sanguins multiples dans l'ovaire et une légère hémor-
» rhagie dans le péritoine. »

Est-ce une subtilité de voir dans de telles modifications, dont la description est empruntée à M. Jacquemier lui-même (*Gazette hebdom.*, 26 mars 1858, p. 220, 2e colonne), des circonstances capables de servir de point de départ à la phlegmasie de la séreuse, quand on voit cette phlegmasie naître à propos de l'extraction d'un petit polype.

Si j'ai insisté sur les points qu'avait relevés M. Jacquemier, c'est que d'abord les objections émanées d'un homme comme lui sont de celles qu'on doit avoir à cœur de résoudre ; sa valeur personnelle commande un tel soin. Ensuite, je crois que le rôle subordonné que j'assigne ici à la péritonite, en même temps qu'il est exact, est d'une grande valeur pour retirer à cette phlegmasie de la séreuse toute prétention pour représenter, en tant que lésion caractéristique, la maladie dite *fièvre puerpérale*.

La péritonite, en effet, n'est pas, dans les cas de ce genre, autre chose qu'une phlegmasie née sous l'influence des désordres utérins. Si, dans certains cas, elle existe sans autres lésions concomitantes, cela ne change rien à sa nature, au contraire. Cela veut dire seulement que l'influence utérine a trouvé le péritoine dans un état d'aptitude considérable. C'est un résultat de l'influence de l'individu qui est frappé et non la conséquence de la nature de l'affection qui l'atteint. Les symptômes, par leur marche et leur apparence, confirment pleinement cette interprétation en restant ceux de la phlegmasie péritonéale et en n'offrant rien de l'état typhoïde observé dans d'autres circonstances, tant que les lésions sont bornées à la péritonite. Ces cas sont, relativement, rares, comme est rare aussi l'absence d'autres lésions concomitantes, parce qu'il faut une susceptibilité spéciale du péritoine pour qu'il s'enflamme à propos de la plaie utérine, sans autre intermédiaire pour ainsi dire et sans la présence des phlegmasies des veines ou de celles des annexes, ce dernier mécanisme étant de beaucoup le plus habituel. C'est, je ne cesserai de le répéter, pour n'avoir pas analysé et pesé avec assez de soin les symptômes et la valeur des lésions et pour n'avoir pas pris en considération assez sérieuse ce qui se passe ailleurs, qu'on a fait de la phlegmasie séreuse une lésion caractéristique de la prétendue *fièvre puerpérale*. Vous voyez qu'elle n'a pas et qu'elle ne peut avoir une telle valeur.

Ce sont cependant des cas de ce genre qui sont constamment présentés comme des exemples de fièvre puerpérale sans lésions utérines. Tels sont les faits de M. Tarnier qui, d'après ce que je viens de dire, n'a pas *démontré* l'existence de la fièvre puerpérale sans lésion, mais bien l'existence de la péritonite chez des femmes au moment de la menstruation, coïncidence déjà connue. Tel est le fait de M. Depaul, qui n'est autre qu'une péritonite, comme celle que j'observais, il y a peu de temps, chez une jeune fille vierge, et en dehors de l'état menstruel, et chez laquelle, cependant, il y avait eu un point de départ utérin, la trompe du côté gauche en portant la trace. Tels sont les faits beaucoup plus hypothétiques encore de mon ami M. Lorain. En était-il de même des faits de MM. Dubois et Danyau? J'ai, pour m'éclairer à ce sujet, l'opinon de ces deux honorables confrères, qui affirment des faits de fièvre puerpérale sans rien dire de la forme de ces faits. Selon M. Dubois (discours du 30 mars 1858, in *Gaz. hebdom.*, 2 avril, p. 238), ces faits sont rares, dans lesquels l'observation la plus scrupuleuse ne révèle aucune altération manifeste. S'agit-il ici de faits dans lesquels le péritoine même n'était pas atteint, et dans ce cas quels avaient été les symptômes? Ou s'agit-il seulement de faits comme ceux qu'indique plus bas M. le professeur Dubois. « Je ne crois pas à » l'infection purulente, parce que les suppurations étendues et » surtout disséminées me paraissent être déjà un effet et non point » une cause de l'altération du sang, et parce que les exemples de » fièvre puerpérale mortelle, sans aucune trace apparente de sup- » puration, sont assez nombreux aujourd'hui pour autoriser l'opi- » nion que je viens d'exprimer. »

Dans ces dernier exemples, comme dans les premiers, le vague le plus complet persiste. J'ai pleine confiance habituellement dans l'honorable doyen de notre Faculté, mais, sur ce terrain litigieux, je voudrais les faits détaillés pour pouvoir les discuter, comme je l'ai fait de ceux de MM. Depaul, Charrier, Lorrain et Tarnier. La question ne peut être élucidée qu'à ce prix; les affirmations, en semblable matière, ne sauraient avoir cours.

M. Danyau est-il plus précis, et pourrions-nous soumettre les faits sur lesquels il s'appuie à une analyse qui pourrait en établir la valeur? « Je renonce à déterminer, a-t-il dit à l'Académie, quelle » est la nature du principe délétère de l'agent toxique qui engendre » la fièvre puerpérale; mais, quel qu'il soit, il est désormais hors » de doute qu'il peut tuer avant d'avoir produit une localisation » inflammatoire. Si l'absence de lésions locales primitives range » de droit la fièvre puerpérale dans les pyrexies, la présence de » lésions locales secondaires ne peut lui ravir cette place et lui en » assigner une autre dans le cadre nosologique. »

Voilà tout : sur ces faits sans lésions qui sont le véritable nœud de la question, pas de détails. Y avait-il péritonite ? Heureusement, nous avons d'autres points de repère pour apprécier ces faits. M. Depaul, après avoir rapporté à titre d'exemple de fièvre puer- pérale, l'observation que j'ai déjà examinée d'une jeune élève de la Maternité atteinte de péritonite, ainsi que le prouve l'analyse du fait, ajoute : « Je trouve dans l'ouvrage de M. Tarnier deux » observations semblables... Il y en a d'autres encore, MM. Moreau » et Danyau en ont observé. » M. Tarnier, de son côté, (p. 67 de sa thèse) après les observations de deux élèves de la Maternité atteintes de péritonite, qu'il donne comme des fièvres puerpérales, ajoute : MM. Dubois et Danyau ont observé des faits semblables. (Communication orale.) Ces cas de péritonites considérées comme des exemples de fièvre puerpérale, sont-ils les faits qui rangent *de droit,* comme dit M. Danyau, la maladie que nous examinons au rang des pyrexies ? Il ne me semble guère. En dehors de ces exemples, je ne trouve que les trois faits cités par M. Tarnier (p. 41 et suiv. de sa thèse) et j'ai déjà montré *les lésions* qui font de ces trois cas, trois exemples de pourriture d'hôpital, en suppo- sant même que l'examen cadavérique ait été rigoureux dans ces cas, et que d'autres lésions n'aient pas échappé.

Quant à « ces exemples de typhus puerpéraux épidémiques qui » foudroient les femmes en couche dans les hospices spéciaux, » sans aucune lésion appréciable ni dans l'utérus et ses veines, ni » dans le péritoine, ni ailleurs, ces faits qui, selon notre bon ami » M. Pidoux, portent le dernier coup aux localisateurs, » je ne les trouve nulle part. M. Pidoux les prend comme monnaie courante, comme chose parfaitement démontrée dans sa note, sur laquelle j'aurai peut-être occasion de revenir quand elle sera terminée. Je suis plus difficile, je voudrais voir ces faits pour les soumettre à une appréciation calme et non systématique. Le temps des affir- mations est passé, et les démonstrations ne se font dans notre science que par la discussion des faits; la discussion des opinions, si brillantes ou si obscures qu'elles soient, ne passe qu'après.

Voilà donc purement à quoi se réduit ce que je trouve sur les cas de fièvre puerpérale sans lésions. Ce sont des faits dans lesquels on ne retrouve pas d'altération des veines et des annexes, et dans lesquels les lésions du péritoine forment aux yeux de ceux qui les rapportent, des altérations caractéristiques, et dans lesquels les symptômes observés sont tout simplement ceux d'une péritonite. Ces malades sont mortes d'une pure phlegmasie de la séreuse. Elles n'appartiennent pas à la fièvre puerpérale ; chez elle, la péritonite n'a rien présenté dans ses symptômes, dans ses lésions (dans les cas où elles restent bornées au péritoine), qui différât de la péritonite qui suit une opération sur l'utérus ou sur le vagin. C'est une maladie du premier groupe qu'a si justement et si habilement circonscrit M. Dubois pour l'isoler de l'autre, non pas, comme on le lui a reproché très bizarrement dans un journal médical, parce que le second résisterait à tous les moyens de traitement, tandis que le premier guérirait, mais parce que ce groupe de symptômes, auquel il réserve le nom de fièvre puerpérale, diffère de celui qu'il a circonscrit en premier. Ces deux groupes diffèrent autant l'un de l'autre que l'état inflammatoire diffère de l'état typhoïde, et non pas comme le choléra léger diffère du choléra grave. M. Dubois n'a jamais dit une chose analogue à cette objection, qui n'est guère autre chose qu'un château de cartes élevé à plaisir pour se donner la gloire de le renverser triomphalement. Ce n'est pas une question de degré ni de gravité plus ou moins grande qu'a posée M. Dubois en séparant ces groupes, mais c'est une différence complète de caractères qu'il a mise en relief, et cela à juste titre.

La péritonite n'est donc pas un signe de la maladie dite fièvre puerpérale. Si on la trouve souvent chez les individus qui offrent les symptômes graves dont on a fait induement, selon moi, une maladie à part sous ce nom, c'est que la phlegmasie du péritoine se lie fréquemment aux altérations de l'utérus et de ses annexes, avec lesquels elle coexiste, mêlant, pour peu qu'elle soit étendue, ses symptômes propres à ceux de l'autre groupe. Dans les cas où elle existe seule à titre de lésion, cas qui représentent les obser-vations citées comme des exemples de fièvre puerpérale sans altérations utérines, les symptômes observés ne sont nullement ceux de la prétendue fièvre puerpérale, mais purement et simple-ment ceux de la phlegmasie péritonéale qui tue alors en tant que phlegmasie.

Insisterai-je sur les altérations des annexes pour démontrer qu'on ne peut y voir des lésions caractéristiques de la fièvre puer-pérale? Je ne crois pas que cela soit nécessaire; on a générale-ment peu discuté sur ce point. La péritonite a absorbé toute l'at-tention. On n'a pas même, selon moi, fait la part assez large aux altérations des ovaires et des trompes. D'une part, est-ce peu de chose que l'inflammation, la suppuration, le ramollissement dif-fluent de l'ovaire, tels que je les ai exposés dans une lettre précé-dente, et, d'autre part, a-t-on assez insisté sur la valeur de sem-blables altérations dans la production de la péritonite. Quoiqu'il en soit, ces diverses lésions sont en rapport direct d'origine avec la plaie utérine sans qu'il y ait besoin d'admettre une cause géné-rale dont l'altération ovarique serait l'effet. D'autant plus que l'ovaire n'est pas un de ces organes qui soit facilement en conni-vence sympathique avec le reste de l'économie et sur lequel reten-tissent, comme sur le poumon et sur le foie, les états morbides généralisés. Les rapports sympathiques qu'on peut reconnaître à l'ovaire sont beaucoup plus limités, et, en général, ils procèdent de l'utérus et s'étendent à la séreuse abdominale.

Pas plus que la pleurésie, pas plus que la péritonite, les altérations des annexes ne sont donc caractéristiques de l'affection dite *fièvre puerpérale*. Ce n'est pas par elles que peut naître l'état qui représente ce qu'on a désigné sous ce nom : elles n'en font pas partie nécessaire.

Mais est-ce à dire pour cela que cette variabilité des lésions démontre qu'elles n'ont aucune valeur dans l'ensemble de phénomènes produits, et qu'il faille recourir à un agent particulier pour créer une maladie essentielle ? Je ne le crois pas. Ces altérations ne sont qu'une partie de celles qu'on peut rencontrer chez les femmes en couches, et elles constituent un groupe duquel ne peut pas procéder l'ensemble de symptômes graves qui constituent ce dont on a fait la fièvre puerpérale. Elles ne sont que des épiphénomènes, que des complications fréquentes, dont certaines sont même presque habituelles, à cause des liens qui unissent l'utérus à ces divers organes, complications qui même peuvent tuer à elles seules, comme la péritonite. Mais, quelles que soient leur fréquence et leur gravité, cela ne change en rien leur rôle nosologique dans la question ; c'est mal interpréter les faits que de leur chercher une autre valeur dans l'étude de la maladie qu'il s'agit d'élucider, et de les considérer comme caractéristiques.

A mesure donc qu'on prend corps à corps les divers éléments réunis et amalgamés dans une même dénomination par l'école de la Maternité, la confusion cesse, le terrain se déblaye, le rôle de chacun d'eux se dessine, et la question devient plus lucide. Restent encore à examiner les lésions des lymphatiques, celles des veines, et ce qui a été dit des altérations du sang chez les femmes en couches. De cette étude rigoureuse doit ressortir plus de clarté encore.

Nous trouverons, chemin faisant, des assertions dénuées de preuves, des idées de pathologie générale assez chancelantes et des interprétations un peu arbitraires de faits vrais et rigoureux.

Je m'efforcerai de tout examiner et de tout replacer à son rang, non pas dans un intérêt de théorie, comme le dit mon ami Jacquemier, mais dans le pur intérêt de la vérité, convaincu que je suis qu'il n'a manqué à cette question, pour être aussi claire que beaucoup d'autres, qu'une analyse exacte et patiente, faite en dehors de toute conception première et de tout système exclusif.

Croyez, mon cher maître, à toute l'affection sincère de

Votre bien dévoué de cœur,

BÉHIER.

Mon cher maître,

J'insistais encore l'autre jour auprès de vous, et cela pour la seconde fois, sur la différence qui existait entre les observations que j'ai recueillies et celles de M. le professeur Cruveilhier et de M. Cazeaux à propos de la lymphangite, habituelle selon ces deux auteurs, et plus rare d'après les faits que j'ai pu observer, puisque je n'ai constaté cette lésion que 7 fois d'une façon bien nette sur 85 autopsies. Vous savez aussi maintenant que je n'ai pas commis, sur le siége réel de la suppuration, l'erreur qui avait pu être soupçonnée.

A cette différence dans les faits, vous disais-je, je ne puis que faire. Cependant, une dissidence de ce genre avec des gens que je vénère et que j'aime, n'a pas laissé, à la longue, que de me préoccuper un peu. Comme j'ai eu l'honneur de vous le dire, dans les recherches auxquelles je me suis livré, je n'ai voulu m'adresser qu'aux faits sans lire ou sans consulter aucun auteur, de peur d'être entraîné par telle ou telle influence vers une opinion préconçue. Mais maintenant que la manière dont j'envisage la question est bien assise dans mon esprit, j'ai voulu voir, en présence d'une dissidence que je regrettais sans pouvoir la faire cesser, si j'étais seul dans l'opinion que je soutenais sur la rareté relative de la lymphangite. J'ai cherché des alliés, voire même des contradicteurs, et tout naturellement en cherchant je me suis d'abord adressé au mémoire de Tonnellé, qui semblait être au nombre de mes adversaires, et qui a toujours été présenté comme ayant surtout insisté sur les lésions des lymphatiques, peu ou point signalées avant lui. Ce mémoire *(Arch. gen. de méd.*, t. XXII et XXIII), que j'avais lu il y a déjà longues années, je l'ai relu avec grand plaisir. Il est des plus remarquables ; il porte, pour qui a étudié les faits de cet ordre, un cachet de bonne et saine observation qui est des plus frappants. Il me semblait relire mes propres travaux ; et, chose singulière, j'y ai retrouvé une tendance marquée à la majeure partie des idées que je soutiens devant vous, tant la vérité est une et toujours identique à soi-même, sans acception de temps ni de personne. Or, qu'est-ce que j'ai lu dans cet excellent mémoire à propos de la fréquence relative de l'inflammation des lymphatiqnes et de celle des veines? Que, dans les faits rapportés par Tonnellé, les veines ont présenté de la suppuration 90 fois, dont 8 fois isolément de toute autre lésion, et que les lymphatiques ont contenu du pus 44 fois, dont 20 fois concurremment avec les veines, et 2 fois seulement en dehors de toute autre lésion. Tonnellé était donc comme moi convaincu que la suppuration des veines est plus fréquente que celle des lymphatiques, lui qui avait fixé son attention sur cette dernière d'une façon tout à fait spéciale. Il lui arrive même (tome XXII, p. 45) de formuler, à titre de résumé, la phrase suivante : « Il faut donc » au moins admettre que, dans plus de la moitié des cas, le pus » s'est primitivement formé dans la cavité des veines, et douter » pour le reste. »

Vous voyez que là où je devais craindre de trouver un adversaire redoutable, j'ai rencontré un allié, et que déjà je ne suis plus seul touchant les faits que j'ai rapportés. Et remarquez-bien que Tonnellé, pas plus que moi, ne parle selon ses souvenirs. Il a comme moi, les faits à la main, quand il formule ses résultats. Eh

bien, cependant, malgré ces résultats nettement présentés, Tonnellé est considéré d'ordinaire comme ayant soutenu la prédominance des lésions des lypmhatiques ! Quelqu'un ayant autorité l'aura dit un beau jour, et la foule aura continué sa route en répétant : « Tonnellé a prouvé la prédominance des lésions des vais-
» seaux lymphatiques dans la fièvre puerpérale. »

C'est ainsi que se font bien des opinions couramment admises ; c'est ainsi, par exemple, qu'il s'est rencontré un bien médiocre auteur du commencement de ce siècle, qui a dit : « Stoll voyait tout en jaune, » et alors les badauds de présenter Stoll comme un auteur qui n'a jamais vu que des affections bilieuses et qui n'a jamais employé que les vomitifs, tandis que la saignée a été le moyen le plus habituel de sa thérapeutique. Mais quelqu'un avait formulé l'opinion avec une excentricité de mauvais goût, et l'histoire de la pleurésie bilieuse est au commencement de son ouvrage, on s'y est arrêté généralement et cela a suffi.

M. Tarnier, du reste, qui a observé à la Maternité, établit aussi très nettement (p. 38) que la lymphangite a été rarement trouvée dans les autopsies qu'il a faites, et qu'elle est beaucoup plus rare que la phlébite. Il a seulement le tort de dire que M. Tonnellé a consacré un mémoire à l'étude de l'angioleucite ; je vous rappelais tout à l'heure ce qui en était.

Je ne suis pas, comme vous voyez, aussi isolé dans cette opinion que je le paraissais d'abord, et je trouve appui même parmi les adeptes de la Maternité. Je pourrais ajouter au besoin, ici, le résultat de faits observés pendant l'année dernière dans un autre hôpital que l'hôpital Beaujon, et dans lesquels la phlébite a été toujours rencontrée, alors que la lymphangite était rare et jamais isolée de la phlébite.

Je ne dirai pas : j'ai peine à croire que les auteurs qui ont trouvé la lymphangite suppurée incomparablement plus fréquente que la phlébite, n'ont pas pris des veines pleines de pus pour des lymphatiques. Je ne procède pas à la discussion avec de semblables formules. Je dis seulement que j'ai trouvé le pus *incomparablement* plus fréquent dans les veines que dans les lymphatiques; que M. Tonnelé et M. Tarnier ont fait la même remarque.

Quel rôle joue ou peut jouer cette suppuration des vaisseaux lymphatiques, quand elle existe, pour la production du groupe de symptômes graves qui représentent la prétendue fièvre puerpérale?

Nous devons tout d'abord écarter l'opinion qui voudrait voir dans le pus que contiennent les lymphatiques un résultat de la résorption opérée par ces vaisseaux sur des surfaces en suppuration. M. le professeur Bérard (article cité, p. 480) a parfaitement réfuté cette doctrine et a fait remarquer que les lymphatiques des parties en suppuration, comme la jambe, la cuisse, affectées de plaies, ne contenaient presque jamais de pus. Ces remarques faites dans les cas chirurgicaux prêtent encore ici un appui solide à l'étude des accidents observés dans les suites de couches.

C'est seulement à l'inflammation des lymphatiques eux-mêmes que peut être attribuée leur suppuration. Et j'ai eu l'honneur de vous signaler une circonstance anatomique dont la coïncidence m'a frappé, c'est la suppuration du tissu cellulaire dans lequel passent les lymphatiques altérés. Ils partageraient donc la phlegmasie de ce tissu. J'ai retrouvé cette coïncidence dans les autopsies des observations 2, 3, 4 de Tonnellé, qui n'a rien dit, du reste, sur ce rapport des deux lésions.

Quoi qu'il en puisse être de cette coïncidence, il demeure bien établi que le pus contenu dans les lymphatiques est le produit de l'inflammation de ces vaisseaux.

Pour les maîtres et pour les élèves de la Maternité, la suppuration des lymphatiques, comme toutes les autres lésions, est l'effet et non la cause de la maladie. Elle n'a alors aucun rôle particulier.

Pour M. le professeur Cruveilhier et, paraît-il, pour M. Cazeaux, elle a une autre valeur, et il est infiniment probable qu'elle est une des causes de l'intoxication du sang, dans ce qu'ils appellent le typhus puerpéral ; mais cette intoxication ne se manifesterait pas ordinairement par des abcès viscéraux. Cette intoxication, vous le voyez, ne saurait être autre chose que l'infection purulente, car des vaisseaux lymphatiques, charriant du pus, ne peuvent altérer le sang autrement que par le mélange du pus avec ce liquide.

Et cependant la proposition n° 6, qui, dans le discours de M. Cruveilhier suit immédiatement ce qu'il a dit sur l'intoxication infiniment probable du sang par l'inflammation purulente des lymphatiques, est ainsi conçue : « La possibilité de l'infec- » tion purulente du sang par la lymphangite n'est pas décidée » d'une manière positive. »

Mais alors est-ce que l'intoxication produite par les lymphatiques pleins de pus serait autre que l'infection purulente ? Pour l'admettre, il faudrait, dans ce cas, attribuer au pus des lymphatiques, une propriété spécifique ; seulement, il faudrait alors montrer aussi que les caractères de cette intoxication sont tout à fait particuliers et qu'ils diffèrent de ceux que présente l'infection purulente, ce qui n'a pas encore été fait.

M. Cruveilhier détruit donc, par sa proposition 6, la valeur de sa proposition 5. C'est probablement parce que mon illustre maître est dominé par cette appellation de *typhus puerpéral* qu'il a donnée à la maladie.

Comme beaucoup d'autres, en effet, comme M. Beau, comme M. Cazeaux, après avoir étudié les lésions locales et leur importance, il retombe dans le vague et admet une pyrexie bâtarde sans caractères franchement dessinés et qu'il est impossible de délimiter.

Quand on y regarde de près, et qu'on étudie avec soin les discours des orateurs qui soutiennent cette doctrine irrésolue et mitigée, on voit qu'ils ont été amenés par deux voies principales à accepter cette désignation de pyro-phlegmasie, désignation dont les deux termes doivent, à coup sûr, être accolés dos à dos, car ils ne sauraient se regarder en face. A moins cependant qu'on ne veuille désigner sous le nom de fièvre toute affection qui s'accompagne de mouvement fébrile. Ce serait là, convenez-en, une affaire de goût, une fantaisie, mais une fantaisie avec laquelle la pathologie gagnerait médiocrement en clarté. J'aime mieux, quant à moi, ne pas renier l'héritage des auteurs qui se sont succédé depuis Morgagni; et jusqu'à démonstration contraire, je tiens pour un progrès la distinction qui a été établie en nosologie entre ces deux expressions *fièvre* et *mouvement fébrile*, si facilement et si habituellement confondues, bien à tort, dans le langage usuel.

La première idée qui paraît avoir dominé les auteurs dont j'examine ici l'opinion est l'encombrement.

On a généralement attribué une grande valeur à cette influence étiologique, et, dans bon nombre de cas, elle paraît avoir droit à la part qui lui a été faite. Mais, dans l'espèce, ce n'est pas un motif pour admettre si facilement son action comme une cause principale, comme une cause nécessaire. D'abord il n'est pas bien établi, si j'en juge par les faits que j'ai pu observer, que la maladie se manifeste toutes les fois qu'apparaissent des conditions d'encombrement, et qu'elle ne se présente pas sans la présence de cette particularité étiologique. Ainsi, par exemple, si je résume les faits observés pendant les trois années 1855, 1856 et 1857 dans mon service des femmes en couches, je trouve que, sur 340 admissions en 1855, il y a eu 22 décès à la suite des couches, dont 3 de maladies ordinaires, que, sur 338 admissions en 1856, le nombre des décès a été de 10, dont 1 d'une affection étrangère aux suites de couches, et, en 1857, sur 300 femmes admises, 41 ont succombé, dont 2 seulement à des maladies sur lesquelles l'accouchement n'avait pas d'influence directe. C'est donc l'année la moins chargée, quant aux chiffres des admissions, qui a présenté le chiffre des décès le plus élevé et élevé au double de l'un et au quadruple de l'autre des autres chiffres des années précédentes. Vient-on à décomposer les chiffres de chaque année et à les comparer mois par mois, on trouve encore, dans leur examen, relativement à la valeur de l'encombrement, des renseignements qui me semblent tout à fait négatifs. En voici le tableau :

	1855		1856		1857	
Janvier..	35 admis.	1 décès. (de mal. étrang. aux couches.)	24 admis.	1 décès. de mal. étrang.	29 admis.	5 décès.
Février..	26	3	22	1	29	0
Mars....	34	1	22	1	36	2
Avril....	36	4	23	1	33	6 dont 1 mal. ét.
Mai.....	21	2	44	2	25	8
Juin....	23	2	32	2	22	6
Juillet...	23	2 dont 1 mal. étrangère.	27	0	24	3
Août....	18	0	24	0	19	4 dont 1 mal. ét.
Septemb.	39	1 de mal. ét.	26	1	24	2
Octobre..	25	0	34	0	15	3
Novemb..	31	6	28	0	20	1
Décemb..	29	3	32	1	24	1
	340	25 dont 3 ét.	338	10 d. 1 ét.	300	41 dont 2 étran.

Vous voyez que, dans cette année 1857, si meurtrière, le chiffre mensuel de décès le plus chargé, celui du mois de mai (8 décès) correspond à 25 admissions, tandis que le mois de mai 1856, sur 44 admissions, ne comporte que 2 décès, en juin 1857, 22 admissions et 6 décès, tandis qu'en juin 1856, sur 32 admissions, on ne compte que 2 décès, et en juin 1855, 2 décès également sur 23 admissions. De même le mois de novembre, en 1855, a pour chiffre 6 décès sur 31 admissions, tandis que le même mois, en 1856, sur 28 admissions, ne compte pas un seul décès. Il y a peu de temps encore, je faisais remarquer à ceux qui m'entourent à l'hôpital Beaujon, que la salle des femmes en couches était comble et que, cependant, nous ne trouvions aucun accident, même léger, tandis que nous les voyons surgir souvent quand quatre ou cinq lits, sur dix-huit, sont vacants, ce qui paraîtrait créer des conditions plus favorables. Enfin, que devient l'encombrement pour la production des exemples sporadiques, faits qu'on oublie beaucoup trop dans toute la discussion de cette question, et sur lesquels je ne cesserai d'appeler l'attention ? Il n'y avait aucune condition d'encombrement autour d'une jeune femme que j'ai vue mourir il y a peu de temps, alors que, pour je dire en passant, je n'avais aucune femme malade à l'hôpital ! Est-ce que ces cas sporadiques ont des caractères différents en tant qu'espèces nosologiques des autres exemples ? Non, assurément. Car soutenir que les cas non sporadiques diffèrent de ces derniers par le fait même de l'épidémie, c'est répondre à la question par cela même qui fait la question, ou, pour parler clairement, c'est ne pas répondre du tout. Comment alors pouvez-vous aller vous en prendre à l'encombrement pour la création d'une espèce qui existe et se développe tout à fait en dehors de cette circonstance ? Le rapport entre ces deux faits n'est pas assez constamment démontré pour que je puisse l'établir si résolument que j'en j'en fasse la raison d'une espèce nosologique particulière.

Il y a souvent, à titre d'influence étiologique, comme le prouvent les faits, autre chose que l'encombrement, autre chose que je ne sais pas, mais que vous ne savez pas non plus. Disons-le franchement, là, comme bien ailleurs, la cause qui multiplie les accidents nous échappe souvent tout à fait, et nous ne pouvons pas plus démontrer que l'encombrement cause toujours la maladie, que nous ne pouvons démontrer que ce soit cette même circonstance qui fasse que, dans un même moment, les femmes sont frappées en grand nombre, et à la Maternité, et à l'Hôtel-

Dieu, et à Cochin, et à Lariboisière, et à Beaujon. Or, cette coïncidence est assez fréquente, et elle permet, ainsi que cela m'est arrivé plusieurs fois, comme à tous ceux qui ont un service d'accouchement, de prévoir ce qui se passe dans les autres établissements par ce qu'on observe dans celui où l'on est placé. On n'a donc pas le moins du monde le droit de faire de l'affection que nous étudions ici un typhus, par cela que la maladie serait le résultat de l'encombrement, puisque la validité de cette cause à titre d'influence *capitale*, n'est nullement démontrée, la maladie se produisant avec la forme épidémique en dehors de cette particularité.

Outre cette préoccupation exagérée de l'encombrement, ce qui a encore conduit à faire de l'affection que nous étudions un typhus, c'est là confusion qui existe dans certains esprits entre l'état typhoïde et le typhus ou la fièvre typhoïde. C'est là une confusion qu'on voit faire tous les jours, et qui est très nuisible à la saine interprétation des faits qui nous occupent. L'état typhoïde se rencontre dans bien d'autres cas que dans le typhus et que dans la fièvre typhoïde, et dans des cas qui n'appartiennent par aucun côté à l'une ou à l'autre de ces deux affections. C'est un état général de l'économie qui est tout à fait analogue non pas pour les symptômes, mais pour la valeur nosologique, à l'état adynamique et à l'état ataxique. On le retrouve dans certaines affections de la vessie, dans certaines pneumonies, surtout dans celles qui sont parvenues au troisième degré; enfin, il présente sa plus haute expression dans l'infection purulente chirurgicale. Cet état typhoïde existe aussi à un haut degré dans la maladie qui nous occupe. C'est son adjonction aux autres symptômes qui constitue le groupe que M. le professeur Dubois a délimité, et dont j'admets pleinement l'existence en lui assignant, comme vous le savez, une autre interprétation.

Mais de ce que l'état typhoïde vient se mêler à un moment donné et plus ou moins rapidement, selon les circonstances, aux symptômes des diverses lésions qui existent chez la femme en couches, ce n'est pas à dire pour cela qu'on doive voir dans la maladie un typhus véritable, surtout si on trouve dans les lésions habituelles une raison suffisante au développement de cet état et si on constate des circonstances qui, ailleurs, coïncident d'une manière éclatante avec son apparition.

L'apparence que le sang présente chez les femmes qui meurent à la suite de leurs couches, après avoir offert cet état typhoïde, a aussi été invoquée pour faire de cette maladie un typhus. Ceci m'amène tout naturellement à examiner ce qui a été dit sur l'altération du sang.

Selon l'école de la Maternité, dont l'homogénéité doctrinale, loin d'être compacte et de se raffermir, semble diminuer depuis peu, le sang serait altéré dans cette maladie. Voyons comment, selon les divers auteurs.

M. le professeur P. Dubois après avoir dit : « Je ne crois pas à
» l'infection purulente, parce que les suppurations étendues et sur-
» tout disséminées me paraissent être déjà un effet et non pas
» une cause de l'altération du sang, et parce que les exemples de
» fièvre puerpérale mortelle sans aucune trace apparente de sup-
» puration sont assez nombreux aujourd'hui pour autoriser l'opi-
» nion que je viens d'exprimer. »

Après avoir dit qu'il croit encore moins à l'infection putride, il ajoute :

« En cet état de la science, j'admets l'altération primitive du
» sang par une cause encore inconnue, parce que cette hypothèse
» me paraît très admissible, et parce qu'après la ruine des autres,
» elle est la seule à laquelle je puisse me rattacher. »

Il n'y a là, comme on le voit, aucune preuve, aucune démonstration, aucun énoncé de caractères saisissables ; les lésions *paraissent un effet* de l'altération du sang. C'est là une opinion et non une preuve. M. Dubois, du reste, n'a, si l'on s'en tient à son discours, aucune prétention démonstrative, car il ajoute que cette altération primitive du sang est une pure hypothèse. Seulement, *la ruine des autres* n'est peut-être pas aussi complète qu'il l'a avancé, et, en tout cas, il n'a pas grand'chose à se reprocher à ce sujet, car il n'a fourni contre ces hypothèses, qu'il croit ruinées, qu'une affirmation, « je ne crois pas..... ; cela me paraît..... » et vous avez vu, par l'analyse et l'étude à laquelle je me suis livré dans une lettre précédente, ce qu'on doit penser de ces cas de fièvre mortelle sans suppuration.

Dans son second discours, le même orateur a bien dit : « Dans » un grand service hospitalier, et même dans une pratique privée » un peu étendue, il est impossible de ne pas rencontrer quelque- » fois des preuves évidentes.... de ce fait que les conditions pro- » pres au développement de la fièvre puerpérale sont préexistantes » à l'accouchement.... Il n'y a pas d'épidémie qui n'amène à la » Clinique d'accouchements et à la Maternité des femmes enceintes » ou en travail, et qui éprouvent déjà les symptômes les plus carac- » téristiques et ordinairement les plus graves de la fièvre puerpé- » rale. » Si ces faits sont si fréquents qu'il n'y ait pas d'épidémie qui n'en présente, comment donc se fait-il que M. Charrier, qui a observé à la Maternité, n'ait eu à produire, comme exemple de fièvre puerpérale préexistant à l'accouchement, qu'un fait qui se rapporte, comme vous l'avez vu, à une pleurésie développée avant la couche et sans le moindre lien avec elle ? Comment M. Tarnier n'a-t-il pas trouvé un seul fait de ce genre et a-t-il été obligé d'em- prunter à deux de ses collègues les faits plus que contestables que je vous ai rappelés.

Des exemples aussi importants pour la doctrine de l'essentialité n'ont pu passer inaperçus sous les yeux de ces deux observateurs, dont l'intelligence m'est bien connue, et comment n'en ont-ils pas trouvé à nous rapporter, s'il n'y a pas d'épidémie qui n'en présente.

Pourrons-nous accepter comme des exemples bien convaincants ce que nous trouvons dans le discours de l'orateur quelques lignes plus bas. « A cette même époque (fin de 1855), je fis une courte » visite à la salle d'accouchements de la Maternité : deux femmes » en travail y étaient admises, elles venaient de la ville. Leur » apparence me frappa : leur figure était profondement altérée, » leur peau chaude et le pouls très fréquent ; je les jugeai atteintes » l'une et l'autre de la fièvre puerpérale..... Ma prévision n'était » que trop fondée, ces pauvres femmes étaient, en effet, atteintes » par l'épidémie. Je ne sais si elles y succombèrent. »

Il paraît difficile de reconnaître, dans ces deux faits, des malades présentant le groupe de symptômes graves qui, selon M. Dubois (premier discours), constituent la fièvre puerpérale. Le nombre des femmes qui, pendant le travail, ont la face très altérée, la peau chaude, le pouls fréquent, m'a paru considérable, et je n'oserais pas, quant à moi, diagnostiquer sur ces seuls signes l'existence (notez bien, l'existence) de la maladie dite *fièvre puerpérale*.

J'ai constaté chez des femmes, pendant l'accouchement, le gonflement local et douloureux des annexes ; cela est vrai : mais ce gonflement local et douloureux n'est pas encore, même à mes yeux, un signe de l'état grave qu'il s'agit d'interpréter, état qui ne se développera que plus tard, s'il se développe. Ensuite ces femmes étaient en travail, mais depuis quand ? Quels obstacles en retardaient la fin ? Cela est nécessaire à savoir, car, dans les faits que j'ai recueillis, figurent, comme je vous l'ai dit, des cas de gangrène véritable liés à un travail difficile et long dans lesquels la mort a suivi de très près l'accouchement, et dans lesquels les symptômes adynamiques propres aux gangrènes se sont manifestés dès avant la fin de la couche. Enfin, que sont devenues les femmes dont parle l'orateur. Il ne le sait pas. Autre sujet de doute bien légitime sur la valeur du diagnostic, car nous savons, d'après M. Dubois lui-même, « que de même qu'il y a un groupe » de symptômes qui mérite et un autre qui ne mérite pas le nom » de fièvre puerpérale, il y a un groupe de symptômes patholo- » giques auquel on peut opposer un traitement efficace, et un » autre contre lequel la médecine est presque toujours impuis- » sante. » Il eût donc été bien important de savoir si ces femmes ont succombé ; en l'absence de renseignements suffisants, cela eût peut-être ajouté un peu de lumière au diagnostic, dont la clarté doit être évidente quand il s'agit d'établir des faits de cette importance, lesquels, on peut le dire sans porter « un jugement inexact, » constitueraient, même s'ils étaient réellement établis, « une rare exception. »

Je ne pense pas que vous trouviez dans ce qui précède rien qui puisse faire penser que M. le professeur Dubois a démontré l'existence d'une lésion primitive du sang dans la maladie dite *fièvre puerpérale.*

Pour M. Danyau, « la fièvre puerpérale est une maladie d'ori- » gine miasmatique, dont le miasme générateur pénètre dans le » sang, l'empoisonne, et le rend apte à la production le plus sou- » vent très rapide, de localisations inflammatoires très variées, » surtout dans les organes dont la vitalité a été exaltée par la gros- » sesse et l'accouchement. »

Il « renonce à déterminer quelle est la nature du principe délé- » tère de l'agent toxique qui engendre la fièvre puerpérale..... » C'est comme vous le voyez, mon cher maître, la même opinion ; seulement, au lieu d'une hypothèse exprimée en termes généraux et discrets, il y a quelques détails de plus, au moins quant à la formule, puisque le miasme générateur nous est montré pénétrant dans le sang et l'empoisonnant. Malheureusement, l'orateur a renoncé à déterminer la nature de cet agent toxique, qu'il affirme cependant être d'origine miasmatique. Tout cela est bel et bon, mais la preuve? Est-ce parce que, selon M. Danyau, cet agent tue avant toute localisation inflammatoire. Eh mon Dieu! que ne nous donne-t-il un ou deux de ces faits sans localisation, avec de beaux et bons détails qui permettent qu'on puisse les analyser; il ferait ainsi beaucoup plus pour son opinion. Mais, en vérité, on ne peut pas prétendre avoir démontré quoi que ce puisse être par l'énoncé de l'hypothèse que je rapporte textuellement plus haut avec ses détails.

M. Danyau énumère encore, à titre d'arguments, un certain nombre de faits qui suivent. Mais l'envahissement de l'Europe et du monde entier par la maladie, son extension aux femelles des animaux, ne prouvent absolument rien en faveur de la théorie miasmatique primitive; non plus que les maladies puerpérales des nouveau-nés, l'invasion soudaine de la maladie, l'immunité de certaines femmes, la présence de l'encombrement et les qualités contagieuses de la maladie, même en les supposant démontrées.

C'est, vous le voyez, la même opinion que celle de M. Dubois, moins sobre de détails dans l'énoncé des hypothèses.

Mon honorable ami M. Depaul s'est donné plus de peine pour préciser l'altération du sang dans la maladie dite fièvre puerpérale.

« Les altérations du sang existent-elles et peut-on les démon-
» trer? Je crois que cela est incontestable..... Le sang n'est point
» coagulé, il reste fluide et à peine coagulable. La fluidité est
» même remarquable; il avait une couleur particulière violacée,
» comparée par tous les observateurs à de la gelée de groseille
» mal cuite. Enfin, j'ajouterai que je l'ai très souvent trouvé

» comme huileux..... Les recherches microscopiques n'ont pas
» fait avancer la question à cet égard..... L'acide lactique, selon
» Vogel, le carbonate et l'hyposulfate d'ammoniaque existent
» dans le sang, dont les globules auraient perdu, selon lui, la
» faculté de rougir au contact de l'air. Enfin les globules sont,
» en outre, en partie décomposés ; ils sont dissous dans le sérum,
» auquel ils communiquent une teinte rougeâtre. Toutes ces re-
» cherches sont insuffisantes, ajoute M. Depaul, et méritent d'être
» continuées ; cependant elles en disent assez sur l'existence
» d'une fièvre puerpérale. » Pour le dire en passant, c'est montrer une grande facilité de conviction de trouver que des recherches notoirement insuffisantes en disent assez sur l'existence d'une
maladie, mais cela n'est pas une preuve. Qu'on soit « d'une nature
» calme, sans parti pris..., disposé même à se contenter d'une
» partie de vérité, ou qu'on soit d'une « nature dite fébrile et im-
» patiente, » parce qu'elle veut les conséquences logiques d'une
» opinion contestée » on ne pourra jamais accepter pour une
démonstration des recherches notoirement insuffisantes.

Mais, du reste, cette altération du sang, je l'admets volontiers ;
c'est un fait positif, tous les jours on la constate. M. le professeur
Bouillaud l'a bien établie devant l'Académie, seulement MM. Dubois et Depaul, pour des esprits calmes, se sont trop pressés, ce
me semble, en s'écriant : « Vous êtes de notre avis » au moment même où M. le professeur Bouillaud en était aussi peu
que possible. Mais, qu'on y prenne bien garde, cette altération
du sang n'est nullement primitive et aucune preuve n'a été fournie
à ce sujet, ni par M. Dubois, ni par M. Danyau, ni par M. Depaul,
ni par les jeunes adeptes de l'École. Aucun fait n'a été produit
qui montrât cet état du sang antérieurement aux accidents véritablement caractéristiques, ce qui est le nœud de la question. On
affirme qu'il doit être antérieur et qu'il doit produire les accidents

locaux, mais, des preuves si peu acceptables que ce soit, des preuves même à l'usage des esprits calmes, auxquels une demi-démonstration peut suffire ? Point ! Ah ! si on venait présenter un état du sang différant par ses caractères de toutes les altérations déjà constatées, même d'une façon insuffisante, dans d'autres cas pathologiques ; et si on me montrait, coexistant avec cet état du sang, une série de symptômes tout à fait particuliers à cette altération spéciale, et différents des symptômes observés ailleurs, je pourrais accepter qu'il existe une altération particulière, puisque je verrais une lésion distincte, quoique mal connue, correspondant à un groupe de symptômes distincts. Mais cela n'est nullement le cas. Altération du sang et symptômes, on les retrouve ailleurs avec une similitude complète, et là où ne saurait exister d'équivoque.

Les exemples d'infection purulente, dans des cas chirurgicaux, ont montré l'état de dissolution du sang, l'état poisseux du sang comme un fait habituel. Quant aux symptômes, un de mes élèves, esprit très distingué, très lucide, très ferme, que j'ai eu le plaisir de voir, en présence des faits observés dans le service, accepter et défendre les doctrines que je soutiens, et pour lequel je suis heureux de professer une amitié véritable, M. Gallard, l'a déjà dit dans une revue critique très bien faite (UNION MÉDICALE, n^{os} des 4, 11 et 14 juillet 1857), la similitude est complète ; et, à part les nuances qu'entraîne le point de départ utérin, les symptômes sont identiques chez un blessé atteint d'infection purulente et chez une femme affectée de la prétendue fièvre puerpérale.

Ouvrez, en effet, l'article de M. le professeur Bérard, écrit en 1842, et en dehors des besoins de la discussion actuelle. Vous y voyez (page 482) :

« ..... L'infection purulente se dénote par des symptômes assez
» constamment les mêmes : le premier est un *frisson* violent plus

» ou moins prolongé. Le sentiment de froid est très prononcé, et
» les malades demandent qu'on les couvre davantage, comme font
» les individus atteints de fièvre intermittente. Ce symptôme avait
» frappé de bons observateurs, qui avaient reconnu l'état grave
» qu'il présageait, avant même qu'on eût soupçonné les consé-
» quences de la suppuration dans les veines : « Avez-vous eu
» des frissons? » Telle était la première question que Dupuytren
» adressait déjà à ses opérés, lorsque j'étais employé comme ex-
» terne dans son service. A ce frisson succèdent la chaleur et une
» réaction assez marquée..... Les frissons se renouvellent avant
» que les vingt-quatre heures soient expirées, et souvent plusieurs
» se succèdent à des intervalles assez rapprochés. Ce n'est guère
» que dans les premiers jours de l'infection purulente que les fris-
» sons se prennent avec intensité; plus tard ils sont fugaces ou
» manquent entièrement.

» Le pouls offre constamment une très grande fréquence... : ses
» autres caractères sont variables; à la fin, il devient petit et fili-
» forme.

» Les malades délirent souvent pendant la nuit. Pendant le
» jour, ils n'ont pas la conscience de la gravité de leur position,
» ils souffrent peu, et si on les questionne, ils répondent qu'ils se
» trouvent bien.

» Dans une période avancée, la peau prend une teinte jaune,
» comme ictérique, mais les autres signes de l'ictère manquent.

» Les urines et les autres excrétions sont fétides; il y a souvent
» de la diarrhée.

» Chez quelques sujets, des collections purulentes, précédées
» ou non de douleur, se forment dans le tissu cellulaire. Ces col-
» lections sont fluctuantes dès le principe; elles apparaissent rapi-
» dement et se succèdent pendant quelques jours.

» Chez d'autres sujets, on voit certaines articulations diarthro-

» diales se tuméfier un peu ; on y perçoit la fluctuation ; c'est déjà
» du pus qu'elles contiennent.

» D'autres symptômes ou signes, peuvent dénoter la formation
» des abcès métastatiques viscéraux, mais ces signes sont difficiles
» à saisir. »

Ne semble-t-il pas, mon cher maître, que je viens de résumer
les signes généraux observés chez les femmes en couches qui
peuvent rentrer dans le groupe délimité par M. le professeur Dubois, comme caractérisant la fièvre puerpérale, depuis ce fameux
frisson du début jusqu'aux collections des muscles et des articulations.

Une telle identité ne se trouve guère entre des maladies différentes..... Mais permettez-moi de renvoyer la suite de cet examen
à la lettre prochaine.

Votre très dévoué de cœur,

Béhier.

Mon cher maître,

J'ai déjà cherché à établir, dans la lettre qui précède, que l'altération du sang, invoquée par mon honorable ami, M. Depaul, et mentionnée par tous les auteurs, était identiquement la même que celle qu'on rencontrait dans les cas chirurgicaux d'infection purulente ; et en rapportant le tableau des phénomènes consécutifs à cette infection, emprunté à l'article de M. le professeur Bérard, j'ai insisté sur la similitude complète qui existe entre ce groupe de phénomènes à forme typhoïde et celui qui constituerait la prétendue fièvre puerpérale. Mêmes altérations du sang, mêmes symptômes ! Quelle plus complète identité peut-on vouloir ?

Mais cette altération du sang dans les cas chirurgicaux est consécutive à l'état local observé, à la plaie quelle qu'elle soit, tout le monde le reconnaît et l'accepte. Dans la maladie que l'école de la Maternité a cherché à établir, cette altération du sang, au dire de cette école, serait au contraire primitive à la manifestation morbide. Là serait le nœud véritable de la question ; M. Depaul, serré si vivement et de si près par M. le professeur Bouillaud, l'a bien reconnu. Seulement il ne manque plus absolument, pour trancher la question en faveur de M. Depaul et de ses coreligionnaires, que de démontrer cette antériorité de l'altération du sang. Nul des partisans de cette doctrine, je le répète, n'a fait cette démonstration. La plus grande partie, sinon la totalité d'entre eux, n'ont parlé de l'altération du sang que d'après ce qu'ils ont observé sur le cadavre; et ce qu'ils ont observé dans cette condition n'a aucune valeur pour démontrer cette antériorité de la lésion du sang. Vous trouvez sur le cadavre le sang diffluent et poisseux ? D'accord! nous le savons bien; nous affirmons que cette altération est consécutive au mélange du pus avec le sang. Comment allez-vous nous démontrer que nous nous trompons ? Cela nous montrerait peut-être que vous avez raison ? Quels arguments allez-vous employer ? En avez-vous formulé un seul ? Non, vous avez dit : Nous croyons que l'altération du sang (que vous observez sur le cadavre) est primitive aux lésions locales, et puis voilà tout. Rien de plus. Nous sommes mieux fondés, je suppose, dans notre dire, car nous nous appuyons sur des faits incontestables et incontestés qui montrent ailleurs des altérations du sang et des symptômes identiques à ceux que l'on observe chez les femmes en couches, alors que sont constatées des conditions anatomo-pathologiques semblables.

Que devient, par exemple, le sang quand, expérimentalement, on le mélange au pus? Interrogez les expériences diverses, vous les voyez vous démontrer que, par son mélange avec le pus, le sang perd la propriété de se coaguler; que sa fibrine reste divisée en grumeaux, en filaments, au lieu de se prendre en une masse élastique et résistante, et que le sang prend alors l'aspect poisseux tout à fait, comme celui que nous rencontrons dans la maladie que nous étudions.

Cette altération du sang, vous la trouvez aussi avec ses mêmes caractères et consécutivement à une altération locale, chez les individus qui, en dehors de toute épidémie, sont pris d'une phlébite à la suite d'une saignée du bras, et succombent par le fait du mélange du pus avec le sang. Vous l'observez également chez les blessés qui, à un moment donné, meurent en grand nombre dans les salles de chirurgie, et qui avec des symptômes identiques par le fond à ceux des femmes en couches qui succombent, présentent tous pour lésion concomitante du pus dans les veines.

Voilà donc des circonstances dans lesquelles se rencontre une altération du sang identique à celle que nous trouvons chez les femmes en couches, et on ne saurait nier que, dans ces circonstances, elle soit tout à fait consécutive, car chez les blessés, les phénomènes anatomiques de la phlébite sont assurément une conséquence de la plaie sans laquelle ils ne sauraient être produits.

De ce que je trouve un état du sang tout à fait semblable dans l'un et dans l'autre cas, c'est déjà une présomption que, dans l'un comme dans l'autre exemple, il est consécutif; au moins il y a là un élément de démonstration bien supérieur à votre affirmation pure et simple. Et la similitude devient plus éclatante quand je trouve, dans l'un et dans l'autre cas, des circonstances anatomiques identiques, soient une plaie accompagnée de la division d'un grand nombre de veines et la présence du pus dans plusieurs de ces vaisseaux.

Enfin, quand, ne m'en tenant plus à la comparaison de l'altération du sang, je rapproche les symptômes observés dans l'un et dans l'autre exemple, loin de trouver la moindre dissemblance je rencontre au contraire la similitude la plus complète. Seulement, et c'est là un point fort important qu'on a toujours négligé jusqu'ici, quand on veut comparer les symptômes observés chez les blessés et ceux que l'on rencontre chez les femmes en couche, il ne faut pas s'en tenir au tableau écourté que donnent les partisans de la prétendue fièvre puerpérale, qui suppriment toute une période de la maladie lorsqu'ils font commencer cette dernière au frisson, sur lequel ils ont tant insisté.

En effet, il faut bien faire attention que les deux groupes de symptômes que M. le professeur Dubois a si bien délimités, ne sont pas aussi isolés l'un de l'autre qu'il a voulu l'établir. L'observation attentive démontre que le groupe inflammatoire qu'il a décrit comme n'appartenant pas à la fièvre puerpérale qu'il admet, est très fréquemment observé avant le second groupe, le groupe qui constitue la maladie essentielle dont il affirme l'existence. J'ai, par l'observation, établi chez les femmes en couche la présence constante d'un signe local du début, sur lequel j'ai assez insisté pour n'y plus revenir ; l'observation m'a démontré également que, même dans les faits dont la conclusion fatale est le plus rapide, lorsqu'on veut examiner avec soin, on trouve toujours une période qui représente les phénomènes inflammatoires, et qui est antérieure au frisson sur lequel on a tant insisté.

Ces phénomènes inflammatoires sont tout à fait ceux qu'on rencontre dans les cas de phlébite chirurgicale avant que le mélange du pus avec le sang ait produit ce qu'on a appelé l'infection purulente. Si on veut observer désormais les femmes en couches d'une façon complète, et ne plus attendre, pour croire à leur état de maladie, la présence du frisson dit initial, on trouvera que cette période inflammatoire, qui commence au signe local que j'ai indiqué, et qui finit au frisson, est habituellement très nettement dessinée, quelle que soit la durée de cette période. Cette durée est très variable assurément, je suis loin de le nier, mais c'est là un fait qu'il faut examiner à part, et si courte qu'elle soit, dès l'instant qu'elle existe, elle suffit à établir la filiation et la succession des phénomènes.

C'est pour avoir méconnu le lien pathologique qui unit la période inflammatoire à la période typhoïde, et pour avoir fait commencer la maladie au moment où se manifeste le frisson violent, que les partisans de l'existence de la prétendue fièvre puerpérale ont été conduits à la considérer comme une maladie à part. Les circonstances dans lesquelles ils sont placés, me dit-on, ont probablement aidé à leur faire commettre cette omission. Ils reçoivent, en effet, dans l'infirmerie, à titre de malades, les femmes en couches que l'on y fait passer à un moment donné, et le frisson est le signal habituel de ce passage aux yeux des sages-femmes chargées du soin des nouvelles accouchées. Cela a pu permettre que la filiation des phénomènes échappât aux habiles praticiens qui dirigent l'infirmerie.

En outre, il faut bien remarquer que, en dehors du cas d'une péritonite un peu étendue, les symptômes observés sont souvent peu intenses, un peu de fièvre, un peu de malaise, peu de douleur spontanée dans la région utérine, qui n'est sensible qu'à la pression directement exercée sur les points spéciaux que j'ai indiqués. Voilà les seuls traits que l'on observe souvent. Du reste, ordinairement il n'y a pas plus de phènomènes chez un individu atteint d'une phlébite des veines du bras au début. Tant qu'elle reste adhésive, l'inflammation des veines, surtout quand elle est peu étendue, retentit modérément sur le reste de l'économie, et quand on n'observe pas les phénomènes locaux de rougeur et de gonflement, et quand, ainsi que cela est chez les femmes en couches, les organes occupés par la phlegmasie veineuse n'ont à accomplir aucun acte capable d'éveiller la douleur, la maladie peut passer inaperçue si l'attention n'est pas éveillée sur son existence. Cela a pu avoir lieu ainsi à la Maternité, si j'en juge par les exemples que j'ai observés. Plusieurs femmes, en effet, sont venues à Beaujon sortant de la Maternité et de la Clinique, après deux ou trois jours, ou même après dix jours de séjour dans les services spéciaux. Parfois on les avait renvoyées après l'accouchement pour les soustraire aux dangers de l'épidémie qui régnait dans l'établissement. A cela rien à dire. Mais d'autres fois on les avait renvoyées comme guéries. Elles entraient ensuite à Beaujon dans un état de maladie véritable. Presque toutes nous racontaient, quand nous les interrogions, qu'elles avaient éprouvé des douleurs obtuses et peu intenses dans l'abdomen pendant leur séjour à la Maternité ou à la Clinique, mais comme elles n'avaient pas encore, présenté le fameux frisson du début, elles n'avaient pas été considérées comme atteintes de fièvre puerpérale ou comme offrant un état de maladie. Cependant elles étaient venues réclamer leur admission à cause du malaise plus grand qu'elles ressentaient; nous constations chez elles, avec les gonflements locaux et douloureux que j'ai indiqués, des phénomènes fébriles assez intenses et des symptômes représentant le premier groupe de M. le professeur Dubois, symptômes qui n'étaient pas autre chose que l'exagération d'un état local antérieur, passé inaperçu à cause de l'absence du frisson.

Plusieurs de ces femmes, sous l'influence d'un traitement approprié, guérirent; chez quelques autres, le frisson se produisit et elles succombèrent après le développement du groupe de symptômes typhoïdes auxquels on a plus spécialement donné, dans l'école de la Maternité, le nom de fièvre puerpérale.

La disposition même du service dans ces hôpitaux et la préoccupation de la valeur qui doit être accordée au frisson comme signe du début de la maladie sont donc des circonstances qui ont fait isoler, à grand tort, l'état qui suit ce frisson de tous les autres phénomènes qui peuvent être observés avant son apparition.

Deux circonstances paraissent encore avoir détourné les auteurs dont je combats ici l'opinion, de l'étude des phénomènes locaux et de leur valeur dans l'explication des symptômes que présentent les femmes en couches. La première, c'est le peu de temps qui, dans certains exemples, s'écoule entre l'accouchement et la manifestation du frisson qui commence la période typhoïde. Ne trouvant aucun phénomène morbide entre ces deux circonstances, l'accouchement et le frisson, et les voyant séparées l'une de l'autre par un intervalle de quelques heures seulement, ils ont été conduits à considérer ce frisson comme le premier phénomène morbide. Le gonflement douloureux des annexes que j'ai constaté dans tous les faits comme phénomène antérieur au frisson, ôte certainement à celui-ci sa qualité de symptôme initial de la prétendue maladie, et prouve que, localement, existent toujours des signes, méconnus jusqu'ici, mais dont j'affirme avec confiance et la constante réalité et l'importance nosologique. Je rappellerai en outre que j'ai trouvé ce gonflement douloureux même avant la terminaison de l'accouchement, surtout lorsque le travail durait depuis quelque temps, et quand je l'ai rencontré ainsi avant l'expulsion de l'enfant, il a persisté après la couche avec tous ses caractères.

Cette constatation du signe local fait donc remonter le début de la maladie à une époque antérieure à l'apparition du frisson, même dans ces cas si rapides, et pour ce qui est de la formation si prompte du pus, je rappellerai ce que j'ai dit plus haut sur les remarques faites en pathologie à propos des phlegmasies secondaires et de la rapidité avec laquelle se forme le pus dans les cas de ce genre.

Je vous demanderai seulement ici, mon cher maître, la permission de m'arrêter un moment non pas sur ce point même de la question, mais sur une interprétation inexacte qui a été faite de ce que j'ai dit touchant ces phlegmasies secondaires dans la sixième lettre. Je disais que les phlegmasies qui se développent secondairement chez des sujets déjà malades, chez des sujets affaiblis, suppuraient avec grande facilité et avec grande rapidité. J'ajoutais que la femme en couche est, par le fait même de l'accouchement, dans un état de maladie, maladie physiologique si l'on veut, ou, pour satisfaire toutes les susceptibilités, état physiologique qui place la femme dans des conditions analogues à celles de beaucoup de malades. C'est, ai-je dit encore : « Ce que l'on » a appelé une grande opportunité morbide. Quoi de surprenant, » dès lors, à voir les phlegmasies qui se développent chez elle se » comporter comme des phlegmasies secondaires et suppurer

» promptement. » Je croyais cela clair, et je croyais exprimer par
là un fait qui, loin de créer, à mon estime, une situation particulière à la femme en couches, la confond au contraire avec les
individus déjà malades et avec les sujets affaiblis. Il faut bien
admettre cependant que ce qui me paraissait clair ne l'est pas
complétement, et que je me suis mal expliqué, car je lis ce qui
suit dans le paragraphe XXXII de la note que publie sur la fièvre
puerpérale notre ami M. Pidoux (UNION MÉDICALE, n° 57, 15 mai
1858, p. 227, 2e colonne).... « M. Béhier se pose franchement sur
». le terrain de la phlébite, de la métrite ou de la métro-péritonite
» primitives. Il veut énergiquement repousser toute idée d'une
» affection puerpérale primitivement générale ; mais il ne le peut.
» Impossible à lui de se dispenser d'un état d'imminence morbide
» de toute la constitution, propre aux femmes en couche. »

Je ne veux pas examiner ici les opinions de mon excellent collègue M. Pidoux. Son travail n'est pas terminé, et si, pour la dé-
fense de la doctrine que je soutiens, je suis conduit à lui répondre sur l'ensemble de ses idées, ce qui me paraîtrait sans grande
difficulté dans l'état actuel, j'attendrai pour le faire que son travail
soit complet. On ne peut juger les opinions d'un homme qu'alors
qu'il a fini de les exposer. Je ne relèverai ici que le passage que
je viens de citer pour rectifier l'interprétation qu'il a faite de mes
paroles, et pour repousser la portée qu'il leur a donnée.

D'abord je prendrai la liberté de lui faire remarquer, en passant,
que je n'ai nullement parlé de la métrite, car je n'ai jamais rien
constaté qui puisse porter ce nom chez les femmes que j'ai pu
observer, et cette dénomination m'a paru toujours trop peu régulière pour que j'aie jamais voulu l'employer. J'ai décrit comme
ayant été rencontrées dans mes autopsies la gangrène traumatique
et la pourriture d'hôpital à forme diphtéritique ; mais je ne vois
pas là, que le ciel m'en préserve, des métrites, comme on le lit

dans certains auteurs. Je n'admets donc pas la métrite, et pour ce qui est de la péritonite, je lui rappellerai que j'ai pris grand'peine à chercher à démontrer que c'était là toujours une affection consécutive liée à titre subordonné aux lésions de l'utérus et de ses annexes. On me l'a vivement reproché, j'y persiste ; mais la remarque de mon ami M. Pidoux me placerait ainsi entre deux feux, position désagréable quand elle n'est pas dangereuse.

Quant au fond même de son reproche, rien dans ce que j'ai dit ne prouve que je ne puisse pas repousser énergiquement toute idée d'une affection puerpérale primitivement générale. Je la repousse au contraire, et de plus en plus énergiquement. Et il m'est si peu impossible de me dispenser d'un état d'imminence morbide de toute la constitution, propre aux femmes en couche, que je continue à m'en dispenser pleinement. Encore une fois, M. Pidoux s'est mépris sur mes paroles. Je repousse si bien l'existence d'un état d'imminence morbide propre à la femme en couche, que, dans le passage qui a causé l'erreur de M. Pidoux, je fais effort pour établir que la femme en couche est, par le fait même de son accouchement, dans un état que je cherche à confondre, au point de vue qui m'occupe, avec celui d'un individu affaibli ou malade, bien loin de vouloir lui assigner des caractères distincts et propres à la femme dans cette condition.

Dans ce passage, j'ai voulu seulement faire ressortir que les conditions de la femme en couches étaient des conditions de dépression, et expliquaient la terminaison rapide par suppuration d'une phlegmasie intercurrente, comme l'expliquent ailleurs les conditions dans lesquelles est un homme affaibli, un individu épuisé par une longue marche ou par une maladie antérieure. En un mot, j'ai voulu montrer que chez elle comme chez les autres, la lutte contre l'état morbide offrait des conditions moins favorables à cause du degré moindre de résistance de l'économie, toute abstraction faite de la cause

de cet affaiblissement. Les faits ne m'ont jamais dit autre chose,
je n'ai jamais rien saisi de particulier, ni rien qui pût permettre la
constatation d'un état propre à la femme en couche que je pusse
délimiter avec netteté. Ce que j'ai dit là, d'ailleurs, je l'appliquais
à ce seul fait spécial, la facilité de la suppuration, et je n'en faisais
nullement un argument de doctrine générale. Sur ce point, je suis
au contraire à l'autre bout de la corde. Je repousse donc le sens
que mon ami, M. Pidoux, a prêté à ce que j'ai écrit, et je continue
à me dispenser, dans l'interprétation des faits, d'accepter l'existence d'une affection puerpérale primitivement générale et celle
d'un état d'imminence morbide de toute la constitution, propre
aux femmes en couche. J'ai pour mon collègue une amitié véritable, et je professe une estime profonde pour son caractère comme
pour son talent, c'est ce qui m'a fait répondre tout de suite à
l'erreur qu'il a commise, sans doute à cause de mon peu de clarté.

Cet incident vidé, revenons à notre sujet. Il existe donc, comme
je l'ai dit plus haut, un signe local saisissable, même dans les cas
les plus rapides, et ce signe local promptement accompagné d'un
mouvement fébrile précède toujours le frisson qui marque le début
de la période typhoïde, de la période d'infection. Là, encore, existe
donc quelque chose qui retrace le groupe inflammatoire, groupe
dont l'expression symptomatique est si nette dans d'autres exemples.

La seconde circonstance qui a fait repousser l'importance des
désordres locaux par les partisans de la prétendue fièvre puerpérale essentielle, c'est la forme symptomatique elle-même dans la
période à laquelle ils ont limité leur observation. En effet, les
phénomènes qu'ils ont constatés comme tout le monde à cette
période, sont de l'ordre de ceux qu'on a appelés symptômes généraux; et, en outre, ils sont aussi loin que possible de la forme
inflammatoire. Ces auteurs ont alors, à cause de cette forme des

symptômes, repoussé et toute idée d'inflammation et toute idée de localisation, d'autant plus que la réaction contre les idées de Broussais était alors la pente que suivaient ces esprits. Comme toute réaction, celle-ci a dépassé le but. Les symptômes sont généraux, ils n'ont rien d'inflammatoire dans leur aspect; oh! j'en demeure d'accord, cela est positif. Seulement, les faits démontrent, quand on ne tronque pas l'observation, que cet état doit être rattaché à la période précédente, période constante dans son existence, qui explique parfaitement sans hypothèse gratuite, sans déduction forcée, la valeur des phénomènes généraux non inflammatoires, et qui leur assigne le rang d'une pure terminaison de l'état morbide au lieu de celui de maladie complète et essentielle qui lui a été assigné par les partisans de la prétendue fièvre puerpérale. Ils ont pris la maladie déjà en route depuis longtemps, en quelque sorte, comme si elle était seulement à son point de départ, sans lui demander si le chemin qu'elle avait déjà fait ne serait pas la cause du changement de ses traits.

Ainsi donc, le groupe de phénomènes généraux à forme typhoïde, qui constitue essentiellement, aux yeux de l'école de la Maternité, la prétendue fièvre puerpérale, doit être rattaché aux phénomènes d'autre nature qui le précède, comme la terminaison se rattache à la période d'état, bien loin que ces deux groupes doivent être constitués à titre de maladies distinctes l'une de l'autre.

La doctrine de la phlébite avec infection purulente rend donc un compte très net de l'ensemble des phénomènes observés; elle constitue le lien simple, facile et solide entre les deux ordres de phénomènes que tous les observateurs ont notés, et de tous les accidents relevés chez les femmes en couches, l'inflammation suppurative des veines est le seul qui puisse expliquer la production de l'état général à forme typhoïde, lequel n'est autre chose que la conséquence de l'infection purulente. Les faits là se passent comme dans les cas chirurgicaux, les symptômes, les lésions sont identiques, et, comme dans ces dernières, chez la femme en couches on trouve toujours une période qui précède l'infection purulente.

Du reste, l'école de la Maternité a si bien senti la similitude, qu'elle a cherché à établir des différences entre la maladie essentielle qu'elle admettait et l'infection purulente. Voyons ce qu'elle a dit à ce sujet. C'est encore au discours de M. Depaul que j'emprunterai ce point, car il ne s'est pas borné à une affirmation de six lignes, il a tenté d'établir le diagnostic différentiel. Comment a-t-il réussi ?

« Le diagnostic différentiel de l'*infection purulente* et de la
» fièvre puerpérale, dit-il *(Moniteur des hôpitaux*, 1858, nº 27,
» p. 214), est facile à établir. Ainsi la première ne débute jamais
» avant le huitième ou le dixième jour qui suit l'accouchement ;
» ce qui est l'inverse pour la fièvre puerpérale. Les frissons se
» répètent pendant un temps plus long et sont suivis de rémissions
» plus complètes. De telle sorte que si l'on voyait la malade dans
» l'intervalle des accès et que l'éveil ne fût pas donné, on pour-
» rait ne point reconnaître l'infection purulente. On n'observe pas
» non plus d'ictère au début de cette dernière maladie, bien qu'il
» y ait parfois une certaine coloration jaune de la peau. Enfin,
» je ne ferai que mentionner les abcès multiples et les lésions si
» connues des poumons et du foie. »

J'en demande tout d'abord bien des fois pardon à mon honorable ami, M. Depaul, mais en prenant les termes mêmes de son discours, je ne trouve pas le diagnostic différentiel aussi facile à faire qu'il l'annonce. Il est bien heureux de se contenter à ce prix. Mon ami M. Hardy et moi nous serions bien charmés si les diagnostics que nous avons à présenter pouvaient être aussi lestement enlevés, la besogne serait bien abrégée.

L'infection purulente commence beaucoup plus tard que la fièvre puerpérale, dit-il, mais je pourrais lui citer :

L'observation d'une femme qui, présentant de la douleur locale à droite le premier jour, un frisson violent le cinquième avec tous les signes de la prétendue fièvre puerpérale, du pus dans les articulations le sixième, mourait le dixième. Elle n'offrait ni péritonite, ni autre altération secondaire, ne portait pour lésion que du pus dans les veines de l'utérus, surtout dans les veines ovariques, et un gros noyau de pus phlegmoneux dans la veine cave inférieure, sans fausses-membranes qui vinssent circonscrire le pus et l'isoler du sang avec lequel cependant il n'était pas mêlé intimement, conservant sa couleur et son apparence propre.

L'observation d'une femme chez laquelle on constata le s'gne local le deuxième jour, le frisson le troisième, et qui mourut le huitième, sans autre lésion non plus qu'une phlébite suppurée des veines utérines et de celles du ligament large.

L'observation d'une femme qui, prise le deuxième jour par le signe local, mourait le neuvième jour, ayant aussi pour toute lésion du pus dans les veines du corps de l'utérus, dans celles du col et dans les veines ovariques.

Ces faits, que je pourrais multiplier, offrent des exemples dans lesquels la lésion veineuse a été la seule altération constatée sans péritonite ni gangrène, et les phénomènes ont été si bien ceux de l'infection purulente, que si on avait proposé à qui que soit, de poser le diagnostic, en supprimant l'histoire des antécédents, et qu'on eût borné l'examen de la malade aux seuls symptômes généraux, il eût été impossible de distinguer ces femmes de femmes blessées, atteintes d'infection purulente, comme il était impossible de ne pas reconnaître en elles le tableau de la prétendue fièvre puerpérale. Et cependant toutes étaient non pas seulement malades, mais malheureusement mortes avant le moment que M. Depaul assigne pour époque du début à l'infection purulente.

Les frissons, dit-il encore, se répètent pendant un temps plus long, et sont suivis de rémissions plus complètes. Je pourrais multiplier encore ici les observations de ces rémissions trompeuses auxquelles on est toujours tenté de se laisser prendre, même après une expérience déjà longue, et que j'ai constatées chez des malades frappées le deuxième ou le troisième jour, et qui mouraient le dixième jour.

Quant à ce qu'il dit de la coloration de la face, ce n'est pas sérieusement qu'il la désigne sous le nom d'ictère, car je ne crois pas qu'il ait souvent constaté l'ictère véritable dans la prétendue fièvre puerpérale. Il a trouvé une coloratien jaunâtre, terreuse de la face, sorte d'exagération de ce qu'on a appelé le masque des femmes en couches; mais de là à l'ictère véritable, étendu à tout le corps, la distance est longue et le chemin bien différent. J'ai, du reste, trouvé chez bien des femmes cette coloration très marquée dès le second jour, alors que le troisième et le quatrième se manifestait le grand frisson dit initial; et chez ces femmes mortes du huitième au quatorzième jour, on trouvait des veines suppurées.

Enfin, il ne fait, dit-il, que mentionner les abcès multiples et les lésions si connues des poumons et du foie. Il ne fait que les mentionner, probablement parce qu'il lui paraît démontré que ces sortes d'accidents n'ont pas lieu dans la prétendue fièvre puerpérale, et appartiennent à l'infection purulente, infection qui, selon lui, ne débute *jamais* avant le huitième ou le dixième jour. Or, j'ai sous les yeux, entr'autres observations, les suivantes, dont voici le résumé très succinct :

Femme de 17 ans, accouchée le 21 avril 1857. Signe local le 22. Phénomènes fébriles le 23. Mort le 2 mai. Abcès métastatiques des poumons, pus dans les veines utérines.

Femme de 36 ans, accouchée le 12 avril 1857 au matin. Signe local et phénomènes fébriles graves le 12 à la visite. Mort le 18 avril. Plaques jaunâtres et décolorées dans le foie, noyaux volumineux, noirâtres, denses, ramollis dans le poumon gauche; injection purulente des lymphatiques du poumon droit, lobe inférieur et partie inférieure du lobe moyen. Pus dans les veines utérines. Rien dans les lymphatiques de l'abdomen.

Femme de 32 ans, accouchée le 5 mai 1856, à six heures du soir. Gonflement local et douloureux le 6, à dix heures du matin; phénomènes fébriles le 6 au soir; frisson le 9. Mort le 16. Abcès métastatiques très nombreux dans les deux poumons.

Femme de 43 ans, accouchée le 7 février 1855, à onze heures du soir. Fièvre et frisson le 9. Mort le 26. Abcès métastatiques des poumons et du foie; pus dans les veines de l'utérus.

Femme de 38 ans, accouchée le 5 février 1855 à huit heures du matin. Douleur locale le même jour à dix heures du matin. Frisson assez marqué vers la fin du même jour. Phlébite suppurée des veines des deux jambes et des deux cuisses, dont les phénomènes commencent le 7; érysipèle du bras droit le 11; terminé par gangrène le 14. Mort ce même jour. Pus dans les veines de l'utérus, dans celles des cuisses, avec suppuration du tissu cellulaire dans la cuisse gauche.

Femme de 29 ans, accouchée le 3 janvier 1857. Gonflement et douleur à l'annexe droite le 3 au matin. Frissons violents le 8. Douleurs vives des deux poignets le 10; dans l'articulation tibio-tarsienne droite et dans le mollet du même côté le 12. Mort le 13. Pus dans les articulations des poignets, surtout à gauche; pus dans l'articulation tibiotarsienne droite; pus dans les veines utérines.

Voilà des faits qui démontrent, comme les précédents, que la ligne de démarcation que M. Depaul a voulu établir, à l'aide de l'époque du début, entre la prétendue fièvre puerpérale et l'infection purulente, est purement fictive, puisque des abcès métastatiques et des suppurations des membres, attributs de l'infection purulente même, à son estime, existaient chez des malades frappées dès le deuxième ou dès le troisième jour (ce qui ne serait *jamais*, selon lui, le fait de l'infection purulente) d'un état de maladie terminé par la mort le sixième, le neuvième, le onzième et le dix-neuvième jour, et semblable dans tous ses traits à la prétendue fièvre puerpérale.

11

Ce que j'ai pu observer ne confirme donc nullement les données sur lesquelles M. Depaul a cru pouvoir asseoir le diagnostic si facile à établir, selon lui, entre l'infection purulente et la prétendue fièvre puerpérale. Cela, au reste, ne m'étonne guère; il tentait, à mons sens, l'impossible. et les deux maladies n'en font qu'une.

Il est très réel, d'autre part, que la femme en couches peut offrir, dans l'état qu'elle présente, des variétés de formes différentes au premier abord de celles qu'on rencontre chez les blessés atteints d'infection purulente, que la mort survient plus rapidement chez elle que chez ces derniers; mais ce sont là de simples apparences qui ne changent rien au fond de l'état morbide, et qui tiennent à la coexistence de lésions importantes et variées dont j'ai cherché à démêler le rôle et la valeur. Ces formes sont intéressantes à étudier. On a fait de leur existence un argument contre l'identité que je soutiens. Je vous demande la permission d'examiner ce point dans la prochaine lettre que j'aurai l'honneur de vous adresser.

J'aurais voulu aussi pouvoir revenir dès à présent sur ce qu'a dit des faits que j'ai observés, l'orateur qui, à l'Académie, a occupé si brillamment la dernière séance. Il y a, dans ce qu'il a dit, quelques points qu'il me sera facile de rectifier. Je vous demanderai la permission de le faire; mais l'espace me manque aujourd'hui; à bientôt donc.

Votre bien sincèrement et bien affectueusement dévoué,

BÉHIER.

Mon cher maître,

Chez les femmes en couches, ainsi que j'avais l'honneur de vous le dire, les accidents observés présentent des variétés de formes, différentes au premier abord de celles qu'on rencontre chez les blessés frappés d'infection purulente, tout en offrant, au fond, le même état général d'apparence typhoïde. Cette variation dans l'apparence extérieure tient à ce que les états anatomiques divers, auxquels j'ai cherché à faire leurs parts respectives, viennent ajouter les symptômes qui leur sont propres à l'ensemble des signes de l'infection purulente. Il peut même arriver que, pour certains exemples, les épiphénomènes deviennent tout à fait prépondérants.

Si j'examine avec soin les observations que j'ai recueillies, je suis conduit à les ranger, en tenant compte non plus seulement des lésions, mais bien aussi des symptômes, sous quatre chefs principaux constituant quatre formes distinctes de la maladie des femmes en couches.

La première, la plus simple, qui est loin d'être la plus fréquente à cet état de pureté, est celle dans laquelle la phlébite utérine avec infection purulente se manifeste sans aucune complication. Les malades, après avoir offert du premier au troisième jour un gonflement douloureux des annexes de l'un ou de l'autre côté, et quelquefois même de tous les deux, éprouvent, soit dès le moment où ce gonflement est perçu, soit le lendemain ou deux jours après, un mouvement fébrile, avec douleur spontanée dans l'abdomen et phénomènes d'apparence inflammatoire, au milieu desquels se produit le frisson violent dont nous avons déjà parlé tant de fois, et alors les phénomènes graves d'infection que j'ai indiqués et qui constituent la prétendue fièvre puerpérale, se manifestent. La mort survient du troisième au dixième ou au seizième jour. Dans le cas où cette funeste terminaison a eu lieu le troisième jour, des mouvements convulsifs, sans lésion cérébrale constatée à l'autopsie, et sans albuminurie, semblèrent hâter la mort, qui, partout ailleurs, est venue un peu plus tard.

Cette première forme a rarement été plus franchement dessinée que chez une femme de 23 ans qui vient de succomber il y a peu de jours dans mon service.

Accouchée le 27 avril 1858, à sept heures du soir, elle offrait, le 28, un gonflement et une douleur marqués de l'annexe droite, le pouls était à 72 pulsations, la peau fraîche, la malade calme et paisible. (10 sangsues au côté droit, deux bouillons, deux potages.) — Les jours suivants, la douleur fut moindre, ainsi que le gonflement ; le pouls restait peu élevé, mais la peau était chaude. Une sorte d'intermittence apparente fit supposer à la personne qui me remplaça pendant deux jours, qu'on avait affaire à une fièvre intermittente ; et le 2 mai, après un frisson violent, suivi de chaleur et de sueur, on administre à la malade 75 centigrammes de sulfate de quinine. Le lendemain, je ne trouvai pas une intermittence bien évidente ; la face était jaunâtre ; pas de diarrhée, pas de ballonnement du ventre ; 96 pulsations sans résistance du pouls. Le sulfate de quinine fut porté à 1 gramme. Une portion. — Le 4, le sulfate de quinine avait été vomi la veille, au moins la première prise ; le frisson est revenu sans apparence régulière ; même état du pouls ; bourdonnements des oreilles ; lochies régulières assez abondantes. — Le 5, frissons répétés depuis la veille ; encore un vomissement. Pendant la nuit, a commencé un délire violent qui persiste. Elle croit que ceux qui l'approchent veulent la tuer, et elle les frappe si elle peut les atteindre. L'infirmière seule peut la calmer. Ses forces sont cependant très diminuées ; elle exécute ses divers mouvements en tremblotant. La face est plus jaunâtre que les jours précédents, altérée, sans être grippée; plaintes incessantes, avec somnolence interrompue par des moments d'agitation. La pression sur le ventre paraît pénible ; mais il est difficile de se faire une opinion bien arrêtée à ce sujet, la malade repoussant violemment tout examen. Pas de diarrhée. Suspendre le sulfate de quinine. — 0,05 opium; frictions mercurielles ; deux bouillons, deux potages.

Cet état persiste jusqu'au septième jour, où les frissons ne se représentent plus, et le délire diminue; la langue est sèche, couverte d'un enduit noirâtre et dur; pas de selles; ventre indolent, un peu ballonné. La diarrhée commence le 9; la faiblesse est extrême; la face de plus en plus jaune; le pouls, très petit, à 108. La peau sans grande chaleur; pas de sommeil. Aux onctions mercurielles, à l'opium, on ajoute le laudanum en lavements; une potion avec 0,50 de perchlorure de fer ; 100 grammes de vin de Bordeaux.

Les phénomènes vont en s'aggravant; la malade est étendue dans son lit, affaissée, sans forces, la face de plus en plus altérée et comme terreuse, sans être grippée; la langue toujours sèche, noirâtre, tremblotante, la parole faible, lente, sans délire, la respiration très fréquente, sans réel ballonnement du ventre, la soif vive; pouls à 108, petit, peau chaude, sèche; pas de sommeil; la diarrhée reste très répétée, involontaire, les matières rendues sont d'une fétidité excessive, et la malade succombe le 15 mai, dans un état qu'il eût été tout à fait impossible de distinguer, quant aux symptômes généraux, de celui que présente un amputé atteint d'infection purulente.

Le 16, à l'autopsie, nous avons constaté qu'il n'existait aucun épanchement abdominal, aucune fausse membrane. L'utérus, déjà revenu sur lui-même, n'offrait, non plus que les ovaires, d'ailleurs peu volumineux, aucune trace de pus dans ses vaisseaux veineux, pas plus aux parties latérales que dans l'épaisseur du col. Pas de gangrène, pas de plaques diphthéritiques à la face interne de cet organe, que recouvre un mucus légèrement grisâtre et un peu sanguinolent par plaques.

Le plexus pampiniforme du côté droit est entouré d'un tissu cellulaire un peu épaissi ; dans une des grosses veines qui le composent, on en trouve une qui est remplie d'un pus épais, crèmeux, jaunâtre. Cette veine est bien du volume d'une grosse plume de corbeau. Ses parois sont épaissies, nullement transparentes, et injectées de petits vaisseaux rouges très nombreux et très apparents. Elle ne saurait être prise pour un vaisseau lymphatique. Aucun de ces derniers n'est perceptible dans tout le bassin.

Le foie est pâle, plus décoloré par plaques, sans offrir rien qui ressemble à du pus.

Les poumons sont on ne peut plus sains et n'offrent pas même de congestion passive et ultime à leur partie postérieure.

Tout le rectum, le colon ascendant et une partie du colon transverse offrent une altération profonde de la muqueuse, laquelle paraît, comme dans certaines formes de dysenterie, remplacée par une couche épaisse de fausses membranes d'un gris verdâtre, inégales, profondément échiquetées sur certains points, exhalant partout une odeur des plus fétides, comme gangreneuse.

Les ganglions du mésentère, dans les points correspondants, sont développés depuis le volume d'un gros pois jusqu'à celui d'une petite noisette, et offrent tous, ou à peu près, une couleur noire.

Le cerveau, de consistance excellente, ne porte aucune trace d'altération, non plus que les méninges parfaitement saines.

Nous allions en rester là de l'autopsie, lorsque ouvrant la vessie, dont la surface interne était d'un rouge piqueté très intense, marbré même çà et là de petits épanchements sanguins sous-muqueux, et rencontrant à l'intérieur de ce réservoir une urine puriforme, l'idée me vint d'examiner les reins. Je les trouvai tous deux d'un rouge foncé, tirant sur le violet, d'un volume un peu au-dessus du volume normal. Leur surface extérieure présente sur plusieurs points, tant pour le rein droit que pour le rein gauche, de larges boursoufflures d'une teinte plus louche, circonscrites par des lignes plus jaunâtres. Lorsqu'on incise les reins et qu'on tente d'enlever leur capsule fibreuse, on reconnaît que leur tissu est généralement ramolli, que la substance corticale est plus épaisse, plus développée, enfin que les soulèvements, visibles par l'examen extérieur, correspondent à de vastes foyers circonscrits par une couche pseudo-membraneuse, d'aspect purulent, non régulièrement continue dans toute l'étendue du foyer, et renfermant dans son intérieur une pulpe, une sorte de magma d'un rouge sombre, louche, mêlé de tons jaunâtres, véritable pus coloré par un peu de sang. Ces collections ne siègent pas seulement à la périphérie des reins ; elles existent inégalement répandues dans toute l'épaisseur de ces organes. Plusieurs commencées dans la substance corticale, ne se portent pas à l'extérieur, de manière à venir à la surface, elles se plongent au contraire dans le sens des cônes de substance tubuleuse, dont elles semblent écarter les conduits par un prolongement qui donne à l'ensemble de cet abcès une forme trilobée comme les feuilles de certains végétaux, à l'exception que ce qui représente la foliole centrale dans l'abcès, est très prolongé en pointe. Plusieurs de ces abcès occupent le centre des cônes et sont généralement plus petits ; enfin on en trouve quelques-uns au sommet des cônes eux-mêmes. Ces collections sont beaucoup plus nombreuses dans le rein gauche, et présentent partout l'apparence que j'ai décrite tout à l'heure.

Ce fait n'est pas de ceux qui figurent dans mon relevé général, puisqu'il a été observé en mai 1858, et que le relevé s'arrête à la fin de février ; mais je l'ai cité avec un peu plus de détails parce qu'il offre un type véritable des accidents de l'infection purulente, et aussi parce que les abcès métastatiques occupent assez rarement le siége que nous avons constaté dans cette observation.

Pour compléter le tableau de cette forme, il convient d'ajouter aux traits que présente cette observation, la mention des abcès métastatiques constatés dans le poumon et dans le foie, sans qu'on puisse habituellement, sur le vivant, relever au milieu des divers symptômes ceux qui appartiennent à ces sortes de collections. Celle des collections purulentes observées entre les muscles ou à la surface des membres, des épanchements de pus dans les articulations, et enfin l'indication des érysipèles promptement terminés par gangrène, dont j'ai observé un exemple à une période de la maladie bien moins avancée qu'on n'a coutume de le dire.

La seconde forme est celle dans laquelle les symptômes péritonéaux dominent, mais ne sont pas absolument seuls, comme ils l'étaient dans l'observation que j'ai déjà citée et dans laquelle, après un gonflement très douloureux et très marqué des deux annexes, se sont développés les symptômes d'une péritonite franche et qui a enlevé la malade en quatre jours. Dans les cas que je veux signaler ici, les phénomènes locaux se manifestent, les symptômes inflammatoires plus généraux se développent, le frisson peut même se produire, puis tout à coup dans cet état éclatent les symptômes violents de la péritonite, qui deviennent prédominants et emportent la malade avec plus de rapidité. Le fait suivant, observé aussi il y a peu de jours, peut servir d'exemple de cette forme :

Femme de 22 ans, blanchisseuse, primipare, née à Chartres, où elle a été réglée à 15 ans, sans éprouver la moindre indisposition pour l'établissement de ses règles, qui ont toujours été régulières depuis, durent de deux à trois jours et sont peu abondantes. L'arrivée à Paris, il y a un an, n'a exercé aucun effet sur les règles. Première approche il y a neuf mois, ayant déterminé la grossesse immédiate. Le début est marqué par quelques vomissements qui cessent vers le troisième mois et laissent un dégoût marqué pour les aliments gras et une appétence sensible pour les acides. Œdème peu considérable des deux jambes pendant le dernier mois seulement; pas de varices. Les seins, depuis plusieurs mois, ont un volume marqué, et laissent échapper un liquide qui tache le linge.

Accouchée le 1er mai, à quatre heures du matin d'une fille à terme (premier enfant), l'accouchement n'a présenté aucune circonstance extraordinaire, perd peu de sang. Frisson un peu avant l'expulsion de l'enfant, et aussi un peu après, dix minutes environ.

A la visite le même jour, 72 pulsations, peau fraîche, langue un peu blanche, sans grand enduit; pas de nausées, pas de vomissements; utérus indolent (18 centimètres de hauteur sur 12 de largeur); point de volume des annexes, point de douleur des mêmes points; l'utérus est dur et semble contenir des caillots qui sont, en effet, expulsés peu après. (Deux bouillons, deux potages, cataplasme sur le ventre.) Dans la journée du 3, elle est prise, à midi, de frisson, suivi de chaleur et d'une longue période de sueur. Le 4, à la visite, à laquelle je n'assistais pas, on constate qu'elle est sans fièvre, sans douleur abdominale. (Cataplasme, une portion.) — Le 6, pouls à 96, peau chaude; se dit bien; bon sommeil; les annexes des deux côtés sont volumineuses et dures; elle prétend ne pas y éprouver de douleur à la pression, pas de nausées, un peu d'appétit, lochies peu abondantes (20 sangsues de chaque côté au niveau des annexes; cat.; une portion). — Le 6. Les sangsues appliquées la veille ont beaucoup saigné, bon sommeil, peau fraîche. Mais le pouls est à 108, petit. Les annexes sont toujours volumineuses, la malade y perçoit un peu de douleur profonde lors de l'exploration: elle en souffrait plus hier, mais elle l'avait dissimulé de peur des sangsues. Langue toujours un peu blanche, pas de nausées, pas de frissons nouveaux, lochies toujours marquées (10 sangsues de chaque côté, frictions avec l'onguent napolitain; deux bouillons, deux portions). — Le 7. État bien meilleur en apparence; aucune douleur des annexes, qui sont moins volumineuses; pas d'altération de la face, qui est cependant un peu pâle; pas de nausées, pas de vomissements, mais le pouls reste à 108: il est assez petit, la peau est chaude. (Continuer de larges frictions mercurielles; deux bouillons, deux potages.) Le 8, la malade dit être bien, et cependant la peau est chaude, le pouls à 108, petit ; la douleur des deux annexes est un peu revenue ; la faiblesse est plus grande ; depuis hier existe une diarrhée peu abondante, mais répétée ; pas de nausées, pas d'appétit. (Vésicatoire sur l'hypogastre, frictions mercurielles sur le reste du ventre, sur les cuisses, sous les aisselles ; quatre quarts de lavements avec 12 gouttes de laudanum dans chacun ; quatre bouillons.) — Le 9, la diarrhée est diminuée, mais persiste, ainsi que la douleur abdominale, qui est même plus vive et moins limitée, nausées et regurgitations, bouche pâteuse, langue blanchâtre, face grippée, yeux excavés, faiblesse très grande, ventre ballonné, pouls petit, toujours à 108, peau moite, sans grande chaleur aux mains et aux bras, plus chaude sur le reste du corps. — Le 10, hoquets incessants, vomissements verts, porracés, très fréquents, langue cependant humide, diarrhée un peu moins abondante, ventre très volumineux, douloureux au toucher, respiration très accélérée, sommeil interrompu par des réveils en sursaut. Pouls toujours à 108 ou 112, très faible, face profondément altérée et grippée, yeux excavés, nez effilé, coloration rosée des pommettes, le reste de la face étant jaunâtre. (Eau de Seltz glacée, quatre quarts de lavement avec laudanum, gout. xij, frictions mercurielles, deux vins, quatre bouillons.) — Le 11, pas de hoquets, encore quelques vomissements et de fréquentes nausées, les yeux sont profondément excavés, la face plus effilée, plus pâle, couverte d'une sueur froide ; 132 pulsations, pouls très petit, refroidissement des extrémités, ventre toujours très ballonné, toujours un peu douloureux à la pression, respiration très courte et très accélérée. (Même prescription.) — Elle meurt le 11, à cinq heures du soir.

A l'autopsie, le 13, à dix heures du matin, nous trouvons que l'épanchement, en tant que liquide, est médiocrement abondant et qu'il occupe surtout le petit bassin. Il est puriforme, jaunâtre, et des fausses membranes épaisses se remarquent au niveau de l'utérus et de ses annexes. Mais si l'épanchement est peu considérable, la totalité des anses intestinales est réunie par une couche pseudo-membraneuse épaisse et de formation récente, occupant surtout les rainures qui forment par leur accolement les anses intestinales distendues. Ces fausses membranes, qui réunissent les circonvolutions entre elles, se trouvent dans toutes les régions de l'abdomen. On en trouve d'analogues sur la face inférieure du foie et sur la rate. Les ovaires et les trompes, sur lesquels siégent des couches pseudo-membraneuses épaisses, n'offrent cependant aucune altération bien manifeste de leurs tissus. L'utérus est volumineux (12 cent. sur 12 cent. environ). Les annexes sont volumineuses au niveau de leur insertion. Des deux côtés, à ce même point, on trouve dans la veine ovarique, dans la portion du sinus transversal an-, térieur et supérieur qui se joint à elle, comme aussi dans toute la partie supérieure des sinus latéraux qui viennent se réunir à cette même veine ovarique une quantité considérable de pus crèmeux, épais, presque con-cret, distendant tout le vaisseau, et non mélangé de sang. La lésion est on ne peut mieux exprimée. Le tissu utérin lui-même est sain. Nulle part ailleurs dans l'épaisseur de ses parois, même au niveau du col, on ne retrouve de veine chargée de pus. La surface interne de l'utérus est couleur de chair marbrée de rouge et tapissée de mucus sanguinolent, sans trace de gangrène ou de plaques diphthéritiques. Rien à noter dans le tissu sous-péritonéal ; rien dans les grosses veines du bassin ou dans celles des membres ; les lymphatiques ne sont altérés ni au voisi-nage de l'utérus, ni dans le reste de l'abdomen. Le foie est pâle ; les grains jaunâtres sont très développés ; aucune trace de pus dans cet organe. Les poumons sont complétement sains.

La forme ici, comme vous pouvez voir, mon cher maître, est assez profondément modifiée par la prédominance, à un moment donné, des symptômes de la péritonite généralisée. C'est cette coïncidence des phénomènes généraux graves avec ceux de la phlegmasie séreuse qui a fait prendre le change aux auteurs qui ont décrit cette dernière comme une lésion caractéristique de leur fièvre puerpérale. Vous voyez, par l'analyse un peu attentive des symptômes, qu'on peut éviter cette erreur et ne pas réunir sous cette dénomination collective et confuse de fièvre puerpérale tout ce qui se manifeste chez une femme en couches.

Dans l'exemple que je viens de citer, comme dans tous les faits qui lui ressemblent, et ils sont fréquents, la péritonite emprunte à l'infection purulente une prostration plus prompte, une certaine atténuation de la douleur et de l'âcreté du mouvement fébrile, ce qui dépend de l'altération qu'a déjà subie l'économie par le fait même de l'infection purulente ; mais, d'un autre côté, la phleg-masie péritonéale dénature les manifestations symptomatiques de l'infection purulente, en y ajoutant les douleurs assez vives, les nau-sées, les vomissements, et une altération de la face qui diffère de tous points avec l'apparence jaunâtre que l'on signale, à bon droit, comme un des phénomènes qui concordent avec l'altération du sang dans l'infection. Enfin, la péritonite ajoute un élément de gravité considérable, et elle provoque une terminaison funeste beaucoup plus rapide, comme on le lui voit faire, au reste, dans tous les cas où elle se présente à titre de complication, quels que soient le siége et la nature de la maladie primitive.

Les deux autres formes que j'ai pu distinguer se rapportent toutes deux aux faits dans lesquels j'ai trouvé les deux variétés de gangrène que j'ai décrites, l'une la gangrène ordinaire, l'autre qui se présente sous l'apparence de la pourriture d'hôpital (forme diphthéritique).

Afin de ménager tout à la fois votre patience et l'espace dont je puis disposer ici, je ne vous rapporterai pas ici en détail quelques-uns des nombreux exemples de ces formes que j'ai relevés. Dans la gangrène ordinaire, l'accouchement a d'habitude été très long ou a nécessité des manœuvres violentes, de là, l'attrition des parties. Les phénomènes généraux commencent de très bonne heure, et offrent une forme adynamique beaucoup plus marquée que dans la simple infection purulente. La prostration est complète, la face pâle, altérée, sans être grippée comme dans la variété à prédominance péritonéale; la langue sort en tremblotant, est plus sèche, souvent encroûtée très promptement comme les dents et les lèvres, de fuliginosités variables en abondance et en épaisseur. La peau est chaude et quelquefois couverte d'une sueur visqueuse, le pouls très fréquent et filiforme. La voix est éteinte et saccadée, les mouvements sont tremblotants et incertains, la mort survient très promptement. C'est à cette variété que doivent être rapportés ces morts si rapides que citent les auteurs. Mais il faut bien remarquer que l'expulsion du fœtus ne doit pas être considérée comme l'époque du début de cet état; que souvent la maladie a commencé deux ou trois jours avant, alors que le travail avait déjà duré beaucoup et que le mouvement fébrile existait et correspondait à la mortification des tissus non encore putréfiés ou pouvant même l'être déjà, comme je l'ai vu chez une femme qui, après quatre jours d'un travail infructueux, fut accouchée à l'aide du forceps et succomba six heures après cette délivrance artificielle. La prostration profonde, la fièvre vive, l'altération considérable des traits, qui avaient été observées avant l'emploi du forceps, comme aussi l'odeur fétide constatée à ce moment, correspondaient bien à la gangrène avec décomposition des tissus qui fut trouvée sur le cadavre.

Sans avoir toujours une conclusion fatale aussi rapide, la forme gangréneuse hâte notablement la mort qui survient alors souvent le second, le troisième, ou dans quelques exemples seulement le quatrième jour, selon la force, la résistance de l'économie, et selon aussi le degré d'étendue de l'altération et les complications qui peuvent survenir; car dans ces cas encore même alors que la maladie n'a duré qu'un jour, on rencontre du pus dans les veines utérines, du pus dans le tissu du col utérin, dans le tissu cellulaire qui entoure l'utérus, au niveau de sa réunion avec le vagin, une péritonite locale, des traînées de lymphatiques purulents, des gangrènes de la vulve et la suppuration des ovaires. Ce sont là, en effet, des circonstances qui doivent peser d'un certain poids pour la marche de l'ensemble auquel elles se rattachent et qui existaient à peu près toutes à titre de complications chez plusieurs de nos femmes.

Je trouve, en dépouillant mes observations, que la forme avec pourriture d'hôpital diphtéritique est généralement moins rapide que la forme gangréneuse simple. C'est d'ordinaire au milieu des phénomènes inflammatoires de la première période, ou même dans le cours de l'infection purulente qu'elle se manifeste. Elle ajoute alors beaucoup à la prostration, sans sidérer les forces aussi profondément que l'autre gangrène. La face est plus altérée que dans l'infection simple, on observe plus de rêvasseries, je ne dirai pas un tremblement vrai, mais un tremblotement dans les mouvements et dans la langue, une fétidité extrême des lochies, constituées souvent par de la sanie d'un noir verdâtre. J'ai observé quelques femmes (3 ou 4) chez lesquelles cette pourriture a semblé ne se développer que vers le quinze ou seizième jour, alors qu'on croyait les malades guéries de la période inflammatoire qu'elles avaient présentée. Dans ces exemples d'infection coexistaient des abcès des ligaments larges et du pus dans les veines, mais les symptômes d'infection ne se dessinaient avec frisson violent que vers l'époque que je viens d'indiquer, l'affaissement devenait promptement très considérable, la face s'altérait profondément, en un mot, l'ensemble adynamique se prononçait, et l'écoulement lochial de jaunâtre devenait d'un vert noirâtre et très fétide. L'altération rencontrée à l'autopsie nous expliquait les phénomènes, confondus, surtout les premières fois, alors que mes études étaient plus incomplètes, avec ceux de la simple infection purulente auxquels nous trouvions cependant une gravité insolite.

Ces deux dernières formes, vous le voyez, mon cher maître, correspondent à ce qu'a dit de l'infection putride M. Hervez de Chégoin. Mais j'ai toujours constaté l'une des deux variétés d'altérations que j'ai signalées, et dont la signification me paraît très précise.

Ainsi donc chez la femme dont les suites de couches ne marchent pas régulièrement, les symptômes, pour résumer ce qui précède, se présentent de la manière suivante :

Un gonflement douloureux est perçu du côté des annexes, même alors qu'il n'existe aucune douleur spontanée de l'abdomen, aucun mouvement fébrile. Peu après la douleur est ressentie par la femme dans le bas-ventre lors des mouvements, lors de la toux; la fièvre s'allume, l'appétit est nul, la langue est blanchâtre, la soif vive. Puis, après que cette période a duré plus ou moins longtemps — et elle est quelquefois très courte et faiblement esquissée — un frisson violent éclate, et les phénomènes à forme typhoïde que j'ai indiqués avec tous les auteurs viennent établir la présence de l'infection purulente démontrée surabondamment plus tard par les abcès des membres ou des articulations et par les abcès métastatiques survenus vers les divers organes, abcès qui déterminent cependant très rarement des symptômes propres à décéler leur présence.

Que si une péritonite généralisée éclate à un moment quelconque de cette affection, même près de son début, les symptômes propres à la phlegmasie péritonéale se greffent sur ceux de l'état général que détermine l'infection purulente, et la situation sensiblement aggravée par cette redoutable complication, conduit beaucoup plus vite à une issue mortelle.

Lorsque la longueur du travail ou les manœuvres violentes mises en œuvre pour le terminer ont produit l'attrition des parties, de graves phénomènes adynamiques ou ataxo-adynamiques couvrent plus ou moins complétement la totalité des symptômes et dénotent une gangrène traumatique très promptement mortelle, laquelle, il faut bien le remarquer, peut avoir commencé depuis plusieurs jours avant l'expulsion du fœtus, comme on le voit dans les cas très rapidement funestes.

Dans d'autres exemples, enfin, les phénomènes sont d'abord ceux de la première forme, puis ils prennent pendant leur cours une apparence adynamique qui est cependant moins profonde, moins aiguë, moins rapide dans son issue que lors de la gangrène simple. C'est là le fait du développement de la pourriture d'hôpital sur la plaie utérine et sur différents points des parties génitales qu'elle couvre de plaques diphthéritiques.

Voilà ce que les faits observés avec soin et interprétés non plus à l'aide de données pathologiques restreintes et par trop spécialisées, mais à l'aide de la comparaison avec le reste des affections que la clinique fait passer sous nos yeux chaque jour, voilà, dis-je, ce que les faits m'ont démontré.

Comme vous le voyez, ce n'est pas autre chose que le développement de cette formule : la femme en couches est un blessé; tout procède de la plaie utérine qui est nécessaire à la production des accidents, lesquels sont identiques à ceux que l'on rencontre chez les blessés, car, encore une fois, la complication péritonéale est déterminée par le siége de la blessure, et cette complication n'est pas rare dans les opérations chirurgicales pratiquées sur l'utérus.

Je n'ai pas mêlé à ce tableau les complications tout à fait secondaires qui dépendent de la constitution médicale régnante, telles que l'embarras gastrique que j'ai observé chez nos femmes en couches, alors que je le retrouvais chez nos autres malades, et qu'il constituait même la seule cause de leur entrée à l'hôpital. Cette complication, dont on a eu l'étrange idée de faire une forme de la prétendue fièvre puerpérale, facilement guérie alors par un vomitif (ce qui ne m'étonne nullement et ne vous étonnera pas non plus), ne mérite pas un tel honneur et ne pouvait prendre une telle importance que dans les hôpitaux tout à fait spéciaux, dans lesquels ne se trouvaient pas simultanément d'autres malades capables d'éclairer sur la valeur du groupe de symptômes surajoutés à ce que pouvait produire le traumatisme utérin.

Dans les quatre formes symptomatiques que les faits m'ont conduit à établir, la première est celle qui correspond à la prétendue fièvre puerpérale pure, mais seulement par la seconde période (laquelle, je le répète, ne peut être séparée de la première sans un arbitraire tout à fait inacceptable). Elle n'est autre chose que la traduction de l'infection purulente consécutive à la phlébite utérine, dont les premiers symptômes sont méconnus ou mal étudiés.

Permettez-moi maintenant, mon cher maître, de rectifier, comme je vous disais dans ma dernière lettre, quelques points du discours qui a occupé la séance du 11 mai 1858 à l'Académie de médecine. Je suis profondément reconnaissant à l'orateur d'avoir bien voulu me traiter avec la bienveillance qu'il m'a montrée, un témoignage d'estime donné publiquement par un tel homme m'a récompensé dignement, je vous assure, des quatre années de labeur opiniâtre que j'ai consacrées à l'étude clinique de la question qui nous occupe. Toutefois il y a eu, dans ce qu'il a dit, une confusion que je regrette, et dont je suis la cause : le chiffre de 853 femmes qu'il a présenté comme le chiffre total des accouchements dans mon service de 1854 à 1858, est, non pas le chiffre total des accouchements, mais seulement le chiffre indiquant le nombre des femmes qui sont accouchées depuis le milieu de l'année 1855, c'est-à-dire depuis que j'ai appris à rechercher la présence du gonflement douloureux des annexes, et chez lesquelles j'ai vérifié l'absence ou la présence de ce signe et ses rapports avec l'état ultérieur de maladie. Cette confusion modifie sensiblement le résultat. Comme j'ai eu l'honneur de vous le dire en commençant ces lettres, du mois d'octobre 1854 au mois de février 1858 il est accouché dans mon service 1,327 femmes et non 855 ; sur ces 1,327 femmes, 72 ont succombé aux suites de leurs couches, ce qui change, comme vous voyez, la proportion, et ne me rend pas plus actif à dépeupler la France que tel autre de mes collègues. Je pourrais ajouter que, sur ce nombre, 39 femmes figurent pour la seule année 1857, et que peut-être la malhabileté, dont l'orateur a pris soin de m'exonérer, a joué un rôle assez considérable dans la production d'un tel résultat ; car je vois que le forceps a été appliqué 6 fois, que 3 autres fois on a eu recours à des manœuvres actives, que même 1 fois on a débridé le col utérin, toutes actions qui d'ordinaire sont plus rares dans notre hôpital, et qui ne sont pas de mon fait personnel.

Je pourrais encore dire, pour expliquer le chiffre très élevé des décès dans cette année 1857, que j'ai compté par délicatesse comme mortes dans le service, des femmes qui, sorties en bon état, sont venues mourir trois ou quatre semaines après dans un service voisin, sans que les autopsies aient été faites, et que si je dépouille les observations des femmes mortes en cette année 1857, j'en trouve 13 seulement dans lesquelles la malhabileté ou le peu d'assiduité de certains aides n'a pas joué de rôle actif, et dans lesquelles ne sont pas survenues des complications graves, qui, telles que l'éclampsie, rendent souvent toute tentative infructueuse, et placent la femme en dehors des données habituelles. Mais je ne veux nullement présenter toutes ces petites récriminations. J'ai voulu purement rétablir les chiffres. Je vous demanderai encore la permission d'ajouter que les chiffres, fussent-ils ce qu'une confusion dont je suis l'auteur avait fait croire à l'orateur, auquel je prends la liberté de répondre, cela ne prouverait absolument rien contre la doctrine que je soutiens. Cela voudrait uniquement dire que j'aurais été en présence de ces faits ou maladroit ou malhereux, voilà tout. Mais cela n'est pas un argument contre la doctrine de l'infection purulente, suite de phlébite; cela ne prouve pas que le signe local n'a pas de valeur nosologique et qu'il n'indique pas le point de départ local et utérin. Autre chose est un résultat thérapeutique ou une interprétation nosologique.

Voilà tout ce que je voulais dire sur le discours dont j'ai pris la liberté de rectifier un point purement arithmétique. Laissez-moi ajouter, en toute franchise, que, tout en circonscrivant plus nettement la spécificité qu'il admet, l'orateur ne me paraît pas encore l'avoir assise d'une façon à en faire un dogme patholo-gique.

Recevez, cher maître, avec tous mes remercîments, l'expression de mon dévouement bien affectueueux,

BÉHIER.

Mon cher maître,

Les quatre formes principales dont je vous ai donné rapidement
le tableau symptomatique d'après ce que j'ai observé chez les
femmes qui ont succombé à la suite de leurs couches, démontrent
déjà par leur existence même qu'il est impossible d'accepter que
la maladie des femmes en couches soit une individualité morbide
particulière, distincte de toutes celles qui existent déjà dans les
cadres nosologiques. Loin de constituer un état morbide unique,
ce qu'on observe est un état complexe, et c'est, comme je l'ai déjà
dit plus haut, à ce mélange de lésions et de systèmes variés qu'il
faut rapporter une grande partie des erreurs et des confusions
professées sur cette question.

Il s'en faut donc de beaucoup que cette multiplicité de lésions,
ainsi que MM. Guérard et Depaul ont voulu le donner à entendre,
démontre l'essentialité de la maladie; on doit reconnaître, au
contraire, que cette multiplicité même repousse l'existence d'une
maladie particulière distincte et qui puisse être délimitée avec ses
caractères propres, puisque l'analyse rigoureuse de cet état complexe et variable établit clairement qu'à chaque lésion un peu
importante correspondent des symptômes en rapport avec elle,
lésions et symptômes qui se rencontrent ailleurs avec les mêmes
rapports et avec la même forme, en dehors de la puerpéralité.

Cette opinion n'est, du reste, pas nouvelle; elle était en particulier celle de Désormeaux (voyez *Dictionnaire en* 21 *volumes,* article PUERPÉRALE (FIÈVRE). C'est aussi celle que mon honoré maître, M. le professeur Velpeau, a soutenue devant l'Académie avec quelques nuances, pour lesquelles les faits me séparent de lui. Ainsi, après avoir établi, avec toute l'autorité de sa parole, le point de départ utérin des divers accidents que l'on rencontre chez les femmes en couches, mon honorable maître conclut que la fièvre puerpérale est une péritonite qui se complique souvent de métrite et de phlébite. Et, pour lui, la manifestation d'une péritonite, dans les circonstances que présente la femme en couches, lui paraît parfaitement suffisante pour rendre compte de l'invasion et du développement de la fièvre puerpérale. Je ne répéterai pas, à propos de cette opinion, ce que j'ai dit plus haut touchant la subordination de la péritonite aux accidents utérins, mais je ferai remarquer qu'il y a entre plusieurs parties du discours, dont je prends la liberté d'examiner quelques points et sa conclusion même, une certaine confusion. Assurément, la péritonite, tout en étant subordonnée, est l'accident prédominant dans certains cas, celui qui, tout d'abord, frappe les yeux de l'observateur, celui même qui accélère la mort de la malade. Mais que devient cette théorie dans les exemples où on ne trouve aucune trace de péritonite, et dans lesquels les malades succombent à peu près à coup sûr ? Est-ce qu'on n'a pas alors affaire à la prétendue fièvre puerpérale ? Mais, au contraire, il faut bien le remarquer, ce sont là les cas du type le plus pur, des cas qui présentent les symptômes attribués plus particulièrement par l'école de la Maternité à la maladie dont elle soutient l'essentialité, et dont cet ensemble constituerait les caractères, cela en l'absence de toute péritonite. J'ai observé dix faits de ce genre qui ont présenté les symptômes de la première forme que j'ai délimitée, symptômes dont la seconde période est de tous les points, comme je l'ai démontrée, semblable à ce qui est observé dans les cas d'infection purulente. M. le professeur Velpeau ne veut pas que cette infection purulente soit acceptée comme cause des symptômes observés, parce que, selon lui, chez les opérés, cette infection ne se manifeste pas avant le troisième ou le quatrième jour après l'opération; or, dit-il, la fièvre puerpérale se montre quelquefois le lendemain de l'accouchement. C'est déjà quelque chose de différent de ce que disait à ce sujet M. Depaul, qui affirmait que *jamais* l'infection purulente ne débute avant le huitième ou le dixième jour. Mais je ferai remarquer à mon très affectionné maître que ces mots « la fièvre puerpérale se montre quelquefois le lendemain de l'accouchement » sont très vagues. Quelle forme se manifeste aussi rapidement? Est-ce la forme péritonéale ou la forme gangréneuse? Sur ces points nous tombons d'accord; mais si c'est de la forme sans péritonite, sans gangrène qu'il entend parler, nous différons de sentiment. Je n'ai pas vu que cette forme fût si prompte dans son apparition, quant au frisson dit initial et quant au développement des symptômes du groupe typhoïde, le seul qui, selon M. Dubois, constitue la maladie qu'il appelle fièvre puerpérale. Mon vénéré maître, en considérant la terminaison fatale et le moment où elle a lieu, trouve encore là un motif pour repousser l'influence de l'infection purulente, parce que, selon lui, dans l'infection purulente la mort n'a lieu qu'après que la malade a langui pendant six, douze et même quinze jours, tandis que ce n'est pas ainsi, dit-il, que l'on meurt de la fièvre puerpérale. Or, j'avais l'honneur de vous le dire dans ma dernière lettre, dans la première forme que j'ai admise, et dans laquelle n'existent ni péritonite, ni gangrène, ni pourriture d'hôpital, la mort ne survient que du dixième au seizième jour, puisque dans le cas où une femme a succombé le troisième jour, elle a éprouvé des phénomènes de convulsions qui ont positivement hâté la mort. Certes, si mon cher maître,

M. Velpeau, avait établi des distinctions rigoureuses entre les différentes formes qui peuvent être observées chez les femmes en
couches, au lieu de les réunir toutes sous la désignation peut-être
un peu banale de fièvre puerpérale, il n'aurait pas refusé à l'infection purulente une part dans la production des phénomènes.

C'est donc elle, au contraire, qui produit l'ensemble fondamen-
tal observé quand n'existe aucune des complications que j'ai
signalées, complications très fréquentes, et qui sont, comme la
péritonite, tout à fait prépondérantes dans beaucoup d'exemples,
mais qui n'en sont pas moins de simples complications, puisque,
avec elles, j'ai toujours trouvé les lésions de l'autre forme (le pus
dans les veines et parfois les collections des membres), et qu'on
observe aussi les symptômes qui appartiennent à cette dernière,
même sous le voile, dont la complication les couvre par sa prépondérance.

Enfin, j'ajouterai qu'il s'en faut de beaucoup que, dans les
52 exemples que M. le professeur Velpeau a bien voulu m'emprunter, la péritonite ait été aussi généralisée, et partant, aussi
importante qu'il semble le croire, puisqu'elle a été 28 fois tout à
fait limitée aux organes utérins et à leur voisinage immédiat,
sans symptômes péritonéaux bien marqués.

Je n'ai donc pas observé, pour ma part, une prédominance aussi
habituelle et aussi grande de la péritonite. En outre, dans le fait
unique où je l'ai constatée comme seule maladie, elle a été ce que
sont toutes les péritonites ordinaires, et n'a rien présenté du tout
de spécial. Elle a été ce qu'elle est toujours quand elle se manifeste sous forme de phlegmasie secondaire ; si dans les autres
exemples la péritonite offre une apparence particulière, ce n'est
pas qu'elle soit alors d'une nature spéciale, comme l'a dit M. Velpeau, ou d'une nature spécifique, comme l'a avancé l'autre dis-
ciple de l'école de Tours, c'est parce qu'elle est mêlée à un état

qui modifie ses expressions, sans autre spécificité que l'influence du pus qui infecte le sang.

Je me livre tout entier comme vous voyez, mon cher maître, aux foudres de notre excellent ami M. Pidoux, dont je lis encore en ce moment une sortie bien violente contre l'opinion que je soutiens. Tout en le lisant, je m'étonne du degré de confiance qu'il faut avoir en sa propre infaillibité pour parler, comme il le fait, des doctrines qu'on attaque. « Hors de cet esprit, s'écrie-t-il, après avoir énoncé une proposition tout au moins fort discutable sur les propriétés du système circulatoire, « hors de cet esprit la
» métastase est une grossièreté qu'il est temps de laisser aux ma-
» trones. Elle suppose précisément ce qui est en question, le pus.
» La phlébite injectant son pus dans le torrent circulatoire, et fai-
» sant ainsi une maladie de toutes pièces, mais c'était bon il y a
» tantôt quarante ans! Aujourd'hui, nos Externes n'en veulent
» plus. Échappant tous les jours aux naïvetés de la médecine
» basée sur l'anatomie de Boyer; imbus déjà de quelques notions
» d'embryologie, d'anatomie comparée, d'histologie qui font entrer
» dans leur esprit la notion de la vie propre des parties à l'infini,
» ils ne considèrent plus le système circulatoire comme une ma-
» chine à charrier passivement le sang et toutes les saletés qu'y
» déverse sans se gêner l'humorisme, mais comme formant lui-
» même toutes les altérations dont il est susceptible dans l'im-
» mense réseau de ses cavités essentiellement solidaires..... »

Voilà, je l'espère, des aménités d'un goût bien épuré, et dans l'École..... comment l'appellerai-je?.... dans l'École..... Ma foi qu'il me le pardonne..... dans l'École de mon ami M. Pidoux on parle sec et même un peu cru. A-t-il bien en vérité grande auto- rité pour le faire. Qu'est-ce qu'il reproche donc à la doctrine de la phlébite, cette *grossièreté irrémédiable, vieille de quarante ans,* etc., etc., etc. Il lui reproche tout bonnement, sous un langage hypothétique, de ne pas tenir compte de l'aptitude qui doit exister dans l'appareil circulatoire pour la formation purulente.

Mais, en vérité, est-ce que ce n'est pas là un peu comme le titre de la comédie de Shakespeare : *Beaucoup de bruit pour rien !* A quelque doctrine qu'on se rattache, on est obligé d'admettre que l'aptitude individuelle a un rôle capital dans la production de la maladie, et que cette aptitude se généralise dans les cas où une même forme morbide s'applique à un grand nombre d'individus en même temps, ce qu'on a appelé épidémie. C'est là un sous-entendu nécessaire. Si la maladie ne se produit pas, c'est que l'individu n'était pas apte à devenir malade. Tel individu a été pris de telle maladie, parce qu'il était apte à en être atteint. Il faut bien admettre cela, même quand on ne peut montrer ni comment ni pourquoi. La doctrine de la phlébite, comme toutes les autres, admet que les femmes qui sont prises d'un état de maladie après leurs couches, le sont parce qu'elles étaient aptes à devenir malades, que celles qui suppurent étaient aptes à suppurer, etc. Je l'admets tout à fait ; seulement, je n'oserais beaucoup insister sur ce point, de peur de ressembler un peu trop à un frère d'armes de M. de la Palisse. Cette aptitude, tout le monde l'accepte, mais comme on accepte un fait principe, on se garde d'habitude de se prononcer sur ce qu'elle est ; car on ne le sait pas. On sait seulement qu'il faut qu'elle soit. M. Pidoux veut qu'elle consiste en « une sympathie de suppuration entre le vaisseau malade et le reste du système vasculaire, » et ensuite « en des éléments congénères aptes à recevoir et à développer le ferment….. » En conscience, c'est là une pure supposition. Pour en faire une doctrine, il faut des preuves. Il faudrait démontrer qu'il existe, chez les femmes qui deviennent malades, une altération du sang antérieure à leur maladie ; et bien entendu il ne s'agit pas ici de l'état de chloro-anémie rencontré dans la grossesse, lequel ne fait question pour personne, mais n'a nullement trait au point qui nous intéresse ici. Il faudrait dire en quoi cette altération consiste, et comment elle explique le développement de la maladie. Mon bon ami M. Pidoux affirme que cela est, qu'il y a des sympathies, des éléments congénères; et, pour le dire en passant, quand il affirme cela, il se range tout à fait du bord des essentialistes, auxquels il fait parfois aussi la grosse voix; moins grosse toutefois que celle qu'il emploie pour gourmander « ces grossiers anatomistes de » l'anatomie descriptive, même générale, laquelle est mortelle à » la médecine, et ces grossiers humoristes. » Mais cet état du sang, rempli d'éléments congénères aptes à recevoir le ferment, démontrez-le donc, fût-ce même avec votre anatomie d'évolution. Quand vous voulez pénétrer plus avant et analyser le fait principe, vous manquez de tout moyen de contrôle et de tout élément de démonstration; vous remuez de pures hypothèses, auxquelles les esprits grossiers ont le droit de demander, sous la forme la moins grossière qu'il leur est possible, comment elles entendent devenir des preuves, elles qui prétendent faire passer un fait inexpliqué à l'état de doctrine, c'est-à-dire à l'état d'explication précise.

Nous autres partisans de la phlébite, nous ne pensons pas que l'appareil circulatoire soit seulement destiné à charrier passivement le sang et toutes les *saletés* qu'y déverse sans se gêner l'humorisme (autre aménité de notre honorable ami); mais avouer que nous n'avons pas trop tort de croire que la *phlébite non coagulante, suppurée* puisse introduire dans la masse sanguine du pus ou quelques-uns de ses éléments, puisque vous lui faites jouer vous même un tel rôle. Ne dites-vous pas plus loin :

« Quand la disposition pyogénique du sang existe, et qu'une » phlébite non coagulante et suppurée introduit dans la masse, » prête pour la fermentation purulente, du pus ou quelques-uns

» de ses éléments, cette sorte d'inoculation du sujet par lui-même
» peut aggraver la fièvre..... Mais l'imprégnation produite par le
» pus d'une veine suppurante....... suppose deux choses insépa-
» rables : d'abord une sympathie de suppuration entre le vaisseau
» malade et le reste du système vasculaire; ensuite, des éléments
» congénères aptes à recevoir et à développer le ferment et la
» semence..... L'unité de la fièvre puerpérale est inconcevable
» sans leur réunion. »

Comme vous le voyez, mon cher maître, cela veut dire tout
simplement, si nous dépouillons la pensée de M. Pidoux de sa
forme purement hypothétique, que la phlébite suppurée détermine
l'infection purulente chez les individus aptes à la subir. J'ajouterai,
d'aileurs, que je ne suis nullement soucieux de sauvegarder l'unité
de la fièvre puerpérale, moi qui ne l'accepte pas à titre d'entité
morbide.

Cette si vieille doctrine de la phlébite n'a pas, du reste, tous
les torts que M. Pidoux met à son compte; il aurait peut-être dû
ne pas lui prêter d'idées fausses qu'elle ne formule nulle part, et
mettre envers elle d'autant plus de délicatesse à bien l'interpréter
qu'il s'adresse à une grossière personne : « Elle suppose, dit-il,
» précisément ce qui est en question, le pus. » Mais permettez,
elle ne le suppose pas, elle le montre. Qu'est-ce donc qui se forme
dans les veines du bras après une saignée malheureuse, si ce n'est
du pus, et cela même alors qu'aucun phénomène d'infection purulente ne se manifeste. C'est si bien du pus, qu'on est obligé de lui
donner issue dans ces cas d'abcès intra et péri-veineux, lesquels,
pour le dire en passant, éclairent sensiblement sur la formation
des abcès des ligaments larges et de la fosse iliaque, produits par
le même mécanisme, comme j'ai pu le constater.

L'inflammation de la veine peut donc, comme toute inflammation, produire du pus localement. Mais cela ne prouve pas qu'il

y ait une disposition pyogénique générale. Maintenant, en vertu de circonstances tout à fait inconnues que vous appellerez sympathies de suppuration, présence d'éléments congénères, mots qui cachent fort mal une ignorance absolue, en vertu, dis-je, de circonstances sur lesquelles je dis moi, bien naïvement, que je ne sais rien, que je ne connais rien, il arrive que la maladie, loin de se limiter, comme dans le premier cas, à une adhésion des parois, loin de circonscrire le pus comme dans le second, permet le mélange de ce liquide avec le sang. Cela est un troisième fait d'un ordre différent, comme les symptômes qui se manifestent alors sont différents des premiers. Mais le pus, localement produit par le fait d'une inflammation locale, n'est pas une supposition; c'est une réalité et même une réalité bien mieux démontrée que vos sympathies et vos éléments congénères.

Je sais bien que mon excellent ami, M. Pidoux, dans son paragraphe LXVIII, cherche à établir l'innocuité relative et presque absolue des injections de pus dans les veines d'un animal sain et trouve que cette injection ne détermine pas une maladie mais « un simple accident plus ou moins intense, quand toutefois » elle détermine quelque chose. » J'avoue, moi, qui ai l'esprit grossier et encore empreint de naïvetés et qui suis peut-être « ahuri par le Baconisme, » qu'en voyant les expériences de MM. Ducrest et Castelnau, expériences précises et non hypothétiques, je suis loin d'être si fier envers la pénétration du pus dans « le torrent de chair coulante. » Je ne m'exposerais pas sans une certaine crainte à cet accident, et malgré ma confiance en M. Pidoux, je serais bien malheureux si mon excellent ami, plein de conviction dans cette innocuité des injections purulentes, m'offrait de l'aider dans une expérience qu'il tenterait sur lui-même, dût-il même n'injecter dans ses veines que ce pus que MM. Vulpian et Tarnier prétendent ne pas être du pus véritable.

Il faut bien remarquer en outre que, dans la doctrine de la phlébite, le pus qui s'est produit localement, est développé spontanément, par le fait d'un état de maladie ; cela rentre bien dans la spontanéité et dans la succession de phénomènes que réclame M. Pidoux pour faire une maladie ; cela pourrait aider à comprendre la rapidité des accidents ultérieurs, sans « manquer pour cela de tenue et d'estime pour nos principes. » Mais cela ne démontre pas le moins du monde l'altération générale du sang et même de l'organisme tout entier que mon honorable ami admet comme un fait positif et nécessaire.

Je m'arrête, car certainement il faudrait refaire beaucoup d'articles à propos de beaucoup de paragraphes de M. Pidoux. Il s'est donné bien de la peine, il me semble, pour se trouver d'une opinion qui ne soit ni l'une ni l'autre de celles qu'il voyait reproduire. J'ai quelque crainte qu'il ne se soit fait illusion à lui-même. Il ne s'est pas placé, ce me semble, dans la position que vous avez assignée, mon cher maître, à un de nos bons collègues, un pied dans chaque camp, mais en voulant se tenir en équilibre entre les deux, j'ai peur qu'il ne soit tout bonnement tombé tantôt dans l'un, tantôt dans l'autre. Ce sur quoi je me permets d'insister, c'est sur la nécessité de ne pas être si dur à ses voisins, quand il pourrait se faire qu'on ait peut-être besoin d'un certain degré d'indulgence pour soi-même. Avec une telle forme de discussion, Dieu sait ce qu'on serait amené à dire si on se mettait au diapason de notre excellent collègue. Je souhaite beaucoup, au reste, que ses Externes qui ne veulent plus des grossièretés si rétrogrades et si vieilles de la phlébite avec infection purulente, et qui les laissent aux matrones, se tirent plus facilement de sa doctrine ; il est vrai qu'ils ont, pour y arriver, « quelques notions d'embryo-
» logie, d'anatomie comparée, d'histologie, faisant entrer dans
» leur esprit la notion de la vie propre des parties à l'infini. »

Au point où je suis arrivé après toutes les remarques qui précèdent et que j'ai déduites de l'examen seul des faits, je crois qu'il m'est permis, mon cher maître, de répéter ce que j'avais l'honneur de vous dire en commençant ces lettres, savoir : *que les accidents observés chez les femmes en couches ne sont pas d'un ordre spécial, sans analogues dans la pathologie, qu'ils sont nettement expliqués par des lois applicables à d'autres affections non puerpérales et que la fièvre puerpérale n'existe pas à titre de maladie distincte, délimitée et essentielle.*

Tous ces accidents et toutes leurs complications sont de tous points semblables à ceux que pourrait déterminer une opération chirurgicale pratiquée sur l'utérus. Quant à refuser aux phénomènes qui s'accomplissent à l'intérieur de l'utérus au moment de l'accouchement toute similitude avec une plaie utérine, j'avoue que je ne vois rien qui s'oppose à cette désignation, surtout au point de vue qui nous occupe. Est-ce que les vaisseaux si nombreux qui se trouvent au niveau de l'insertion du placenta ne se déchirent pas lors du détachement de ce dernier? Est-ce que les sinus ne restent pas divisés et même parfois béants à ce niveau? Est-ce que la surface interne de l'utérus tout entière n'est pas en quelque sorte dénudée? On nous dit bien que l'on a fait observer que le fruit mûr se détache sans laisser de plaie sur la branche qui l'a porté. Mais en vérité cela n'a jamais pu passer pour une remarque sérieuse, et cela est très peu applicable au sujet qui nous occupe? C'est purement un abus d'analogie, c'est purement une phrase, c'est purement un rapprochement spécieux, et malgré cela la rupture des vaisseaux au niveau du placenta n'en est pas moins très réelle, et l'état de l'intérieur de l'utérus n'en doit pas moins être pris en très sérieuse considération.

Les points qui sont relatifs à l'étiologie de la maladie ont été bien diversement débattus. Je dois avouer, après l'examen des diverses

opinions émises dans la discussion, qu'il n'en ressort pour moi rien
de clair, rien de démontré. Du reste, cela ne m'étonne nullement,
car il n'y a que les points obscurs qui soulèvent les controverses,
parce qu'il n'y a qu'eux qui n'admettant pas de moyens de démonstration très évidents, permettent de substituer des fantaisies
sous forme d'hypothèses plus ou moins inacceptables, à la saine
et rigoureuse interprétation des faits.

Ceux que j'ai observés m'ont-ils éclairé sur cette partie du
sujet?

De tous ces points étiologiques la contagion est certainement
celui qui a le plus appelé l'attention. Cela est tout simple, car,
d'une part, la démonstration de la contagion ou de la non contagion conduit à des indications précieuses pour la prophylaxie.
D'autre part la contagion, si elle était une fois démontrée, constituerait un grand argument en faveur des essentialistes. Aussi est-
il certains d'entre eux qui la tiennent pour démontrée d'une façon
invincible sans l'avoir établie cependant le moins du monde.
Jusqu'à présent elle est sortie bien amoindrie de la discussion.
Dans la collection de faits que j'ai été à même de relever, aucun
n'est venu montrer une contagion évidente ou même n'a été de
nature à me la faire soupçonner. Des femmes sont restées d'habitude indemnes à côté des pauvres voisines mourantes ; la maladie
éclatait sur les points les plus opposés de la salle : nous n'avons
même pas vu de ces coïncidences par suite desquelles certains
lits semblent plus habituellement frappés que d'autres. Nous n'avons
rien remarqué touchant cette influence si délétère attribuée aux
autopsies. J'ai perdu en ville des malades alors que je n'en avais
aucune à l'hôpital, et alors que je n'avais par conséquent fait
aucune autopsie. Je n'ai donc pas même vu de ces coïncidences
dont mon honorable ami M. Depaul à l'Académie a fait, bien à tort
selon moi, des exemples de contagion. Nous n'avons pas même

vu que ce mode de développement de la maladie pût être invoqué dans les cas où existait la forme de pourriture d'hôpital que j'ai décrite. Là, pas plus que dans les opérations de fistules venio-vaginales sur lesquelles cette complication a été si bien observée par mon excellent maître M. le professeur Jobert de Lamballe, elle n'a paru contagieuse.

Les saisons, les variations de température ne m'ont rien offert non plus que je pusse noter, non plus que l'encombrement, comme j'ai eu l'honneur de vous le faire voir plus haut. Non, la cause en vertu de laquelle à un moment donné les femmes, au lieu de voir toutes leurs couches suivre une marche régulière, étaient prises d'accidents presque toutes, cette cause, dis-je, nous a toujours complétement échappé. La différence des faits observés prouve bien qu'il y a une influence variable, mais en quoi consiste-t-elle? Je l'ignore complétement ; c'est là ce qu'un auteur a appelé la spécificité ; je me suis prononcé sur cette désignation. Je dis tout simplement je ne sais pas, et je crois très fermement que cette ignorance ne m'est pas personnelle, mais je la confesse en toute humilité. Le seul point que j'aie pu relever c'est la coïncidence habituelle d'accidents analogues dans les salles de chirurgie de l'hôpital, bien que les pavillons à Beaujon soient très isolés les uns des autres, et la coïncidence des épidémies semblables dans les hôpitaux spéciaux, avec la répétition des manifestations maladives dans mon service.

Les manœuvres violentes, la version, l'application du forceps, la délivrance par introduction de la main, la très grande longueur du travail figurent pour une part assez considérable au nombre des circonstances qu'on peut invoquer comme ayant paru favoriser le développement des accidents ; mais il faut bien noter toutefois que ceux-ci ont existé aussi en dehors de ces circonstances particulières.

J'arrive au traitement, et ici, mon cher maître, je vous demande la permission de vous faire remarquer qu'il ne faut pas prendre, pour juger la valeur de ce que je vais dire, les chiffres de mortalité que je présente. La statistique que j'ai donnée est de la plus grande exactitude. Ce n'est pas une de ces statistiques de la ville, ces billevesées sans valeur dont l'Académie elle-même sait bien l'inanité, elle qui a eu tant de peine à formuler un règlement pour la constatation de la cause des décès, règlement dont l'efficacité reste très problématique. Les chiffres que je produis je les ai donnés avec une pleine franchise, ce premier devoir scientifique, mais il faut bien remarquer que dans tout le cours de mes observations je ne marchais pas sur un terrain connu, je n'avais pas la netteté d'allure qu'on prend dans des circonstances bien appréciées. Je procédais à une étude et j'avais à subir les hésitations, les doutes, la peur de l'exagération. Cette dernière surtout m'a beaucoup gêné et m'a beaucoup nui. Voici comment.

J'ai promptement acquis la conviction, que je conserve, que le traitement des accidents dont les femmes en couches sont atteintes, n'était possible que tant qu'elles n'avaient pas éprouvé le frisson qui, selon l'école de la Maternité, indique le début de la maladie, et, selon moi, le début de l'infection purulente; une fois cette terminaison survenue, on a beau panser les femmes, Dieu les guarit rarement, si jamais même il les guarit. C'est avant cette terminaison de la maladie, qu'il faut agir et agir énergiquement, afin de l'empêcher. C'est pour arriver à ce but, que la connaissance du signe local me paraît véritablement très utile au point de vue pratique. Une fois qu'on le constate, il faut agir nettement.

Le premier moyen auquel je me suis adressé, ce sont les émissions sanguines locales; elles doivent être vigoureusement menées. Quarante à soixante sangsues doivent être appliquées sur le ventre, vingt à trente de chaque côté. On doit y revenir coup sur coup, c'est-à-dire ne pas attendre vingt-quatre heures pour y revenir, quand la première application n'a pas diminué nettement la douleur et le gonflement. J'ai posé, à certaines femmes qui offraient ainsi des accidents graves et des plus menaçants, jusqu'à cent cinquante ou deux cents sangsues en deux ou trois jours, et je les ai vues guérir. Il faut certaines précautions dans l'emploi de ce moyen. D'abord, il importe de le mettre en œuvre de bonne heure, sans marchander; ce ne sont pas les accidents présents qu'il faut avoir en vue quand on agit, mais bien ceux qu'on doit redouter. Telle femme n'avait aucun phénomène fébrile, mais présentait un gonflement très marqué de l'une des annexes à laquelle j'ai fait de larges applications de sangsues. Les femmes en couches les supportent mieux qu'on ne le pense et surtout que ne le dit l'école de la Maternité. Il a été bien rare que ces émissions sanguines locales, même très abondantes, aient diminué sensiblement la sécrétion lactée ou l'écoulement des lochies. Ces deux phénomènes ont toujours persisté pendant l'emploi de ce moyen, qui même, dans certains exemples, a paru favoriser les deux sécrétions. L'anémie est le seul résultat fâcheux de l'emploi des émissions sanguines; elle survient assez vite, et d'autant plus vite qu'elle existe déjà toujours plus ou moins chez les femmes, par le fait de la grossesse. Mais qu'est-ce que l'anémie en présence du danger terrible qui menace les femmes, et qui de nous n'accepterait pas leur guérison au prix même d'une anémie profonde? J'ajouterai que cette anémie disparaissait assez facilement sous l'influence des préparations ferrugineuses.

Il importe aussi beaucoup, tout en faisant ces émissions sanguines locales, de soutenir les forces de la femme. L'alimentation doit être assez rapidement menée, à moins d'indications contraires : le premier jour, je prescris deux bouillons et deux potages; le second jour, souvent une portion, puis, les jours suivants, deux et même trois portions.

Enfin si le frisson se manifeste, il faut cesser complétement toute émission sanguine. Elles seraient plus nuisibles qu'utiles. J'ai constaté plusieurs fois ce triste résultat, alors qu'au milieu du découragement que me donnait le frisson que je n'avais pu empêcher, je cherchais les moyens d'action qui m'échappaient.

J'ai employé les émissions sanguines locales sur 475 femmes en dehors de celles que j'ai vues succomber ; sur ces 475 femmes, 132 ont présenté des phénomènes très graves, et ont dû subir des applications de sangsues nombreuses et répétées. Un nombre assez considérable d'entre elles, j'en suis parfaitement convaincu, auraient succombé sans ce traitement très énergique. Elles étaient prises en même temps que d'autres qui succombaient, et alors que le nombre des femmes malades était très considérable en ce même moment. Sur les 343 autres femmes qui ont éprouvé des accidents plus légers ou plus promptement arrêtés, j'ai certainement appliqué des sangsues à des femmes qui auraient vu leur gonflement peu prononcé se dissiper seul et sans traitement, et qui n'auraient jamais éprouvé d'accidents graves. Je suis pleinement convaincu de ce fait, je l'avoue bien hautement, mais comme au début de ces accidents locaux, il est tout à fait impossible d'affirmer ce qui surviendra ultérieurement ; comme rien ne dit quel exemple se bornera à un gonflement local peu douloureux capable de disparaître facilement et spontanément, quel autre ira plus loin, et par un développement successif des accidents aboutira à une terminaison funeste, comme rien, dis-je, ne peut éclairer sur ce point, l'expérience m'a prouvé la nécessité d'agir énergiquement et de ne pas perdre un temps précieux, perte cruellement irréparable, surtout quand l'action exercée n'a pas grand inconvénient réel, principalement si on compare ses effets aux dangers qu'il s'agit de conjurer.

C'est cependant ici que bien des fois des scrupules sont venus m'assaillir, et que, dans plusieurs exemples, j'ai perdu moi-même le temps que je conseille si nettement de mettre à profit. La femme disait qu'elle n'avait aucune douleur, les sangsues précédentes avaient diminué le gonflement, j'espérais que le reste pourrait probablement se dissiper spontanément sous l'influence du moyen employé. Enfin, j'avais peur de m'attacher moi-même trop aveuglément à une idée, de devenir en quelque sorte monomane sur ce point, et de me faire illusion sur la nécessité d'un moyen assez dur à employer avec cette suite.

Il faut, en effet, un certain courage pour mettre des sangsues à une femme en couches, quand déjà soixante ou quatre-vingts ont été appliquées et quand les accidents sont en voie décroissante. Ce courage, il faut l'avoir, car les accidents reviennent vite s'ils ne sont pas tout à fait dissipés. Dans bien des cas, j'ai amèrement regretté d'avoir trop bien espéré du succès et d'avoir laissé surgir toutes mes hésitations. Il est tout aussi funeste de cesser trop tôt le traitement que de le commencer trop tard. Dans toutes ces appréciations, il faut se guider sur le gonflement au moins autant que sur la douleur. Beaucoup de femmes, comme j'ai eu l'honneur de vous le dire, cachent la douleur qu'elles éprouvent, et très fréquemment j'ai entendu les malades confesser que, la veille, elles éprouvaient, au niveau du gonflement constaté, une douleur très vive que les sangsues avaient enlevée, bien qu'elles eussent nié énergiquement la veille la réalité de la douleur par peur de celles que pourraient causer les sangsues.

Il faut donc ne pas être trop ménager d'applications sanguines locales. Je les préfère de beaucoup aux émissions générales que j'ai essayées une ou deux fois, mais qui m'ont paru déprimer bien vite les femmes sans grand bénéfice pour l'état local. Je préfère également les sangsues aux ventouses souvent douloureuses et plus souvent mal appliquées dans nos hôpitaux, où on n'obtient pas toujours la quantité de sang désirable. Avec les sangsues, il faut, au contraire, être prévenu de l'inconvénient opposé, elles saignent souvent beaucoup trop, et il faut bien surveiller ce point.

A l'emploi des émissions sanguines locales j'ai été conduit à joindre promptement l'usage des frictions mercurielles et celui de larges vésicatoires sur le ventre, sans savoir que telle était la conduite de mon honoré maître M. le professeur Velpeau. Les premières ont de grands avantages et on est à peu près sûr de la guérison quand la salivation se déclare, car les femmes frappées assez durement pour en mourir plus tard ne salivent pas ordinairement. Le frisson de l'infection bien déclaré vous n'aurez presque jamais de salivation. Sous l'influence de ce moyen employé comme adjuvant des émissions sanguines locales, la guérison m'a paru beaucoup plus rapide et plus sûre que chez des femmes qui ont guéri cependant sans l'emploi du moyen, mais avec des traverses bien dangereuses et dans un temps beaucoup plus long. Si les frictions mercurielles ont un grand avantage, elles ont dans nos hôpitaux un inconvénient terrible, elles tuent presqu'à coup sûr les enfants si les mères continuent de les allaiter, et en temps d'épidémie une nourrice dans une salle serait bien insuffisante. La charité des femmes bien portantes qui allaitaient avec leur propre enfant ceux des voisines malades nous a souvent tiré d'embarras, mais souvent nous avons bien amèrement déploré l'absence d'une nourrice, la mauvaise qualité du lait fourni dans le service et les rigueurs du budget administratif. La dose des frictions doit être très élevée. Je partage pleinement sur ce point l'opinion de mon illustre maître. On avait l'air dans un journal de lui reprocher ses hautes doses dont on étalait le tableau. Celui qui lui faisait ce reproche n'a probablement jamais été aux prises avec les difficultés cliniques. Cela est très facile à dire dans son cabinet quand on aligne toutes choses au bec de sa plume, mais sur le terrain la chose est moins lissée, moins polie, on sent parfaitement qu'il faut aller vite pour échapper aux dangers de l'infection qui menace et qui vous envahit souvent malgré toutes les précautions possibles.

Les frictions sont continuées même après l'application du vésicatoire sur l'abdomen et cela n'est pas bien difficile, bien que le même journaliste ait demandé comment cela pouvait se faire. Les frictions sont continuées sur les cuisses, sur les flancs, sous les aisselles et le vésicatoire est appliqué sur l'abdomen. Mais il faut bien observer une précaution pour l'emploi de ce dernier moyen. Jamais le vésicatoire ne devra être placé au niveau des plaies des sangsues, ni au niveau des points où les téguments abdominaux sont très relâchés chez certaines femmes.

Pour avoir négligé cette précaution, dont il faut prévenir les élèves, j'ai vu, notamment chez une femme, une gangrène de la peau de toute la largeur du ventre qui, par bonheur, a guéri chez elle, mais qui n'en a pas moins constitué un accident dont j'ai été très malheureux et qui eût pu avoir des suites fâcheuses.

Je n'ai jamais vu de bons effets du calomel à l'intérieur, même à doses fractionnées, destinées à aider à la salivation. Il a le grave inconvénient, selon moi, d'aider à la diarrhée, laquelle ne survient toujours que trop tôt, car elle m'a toujours paru un phénomène du plus déplorable augure. Contre elle, lorsqu'elle existe, je crois que les préparations opiacées en lavement, aidées, dans les cas les plus rebelles, de quelques doses très légères de nitrate d'argent ou de perchlorure de fer également en lavements, sont les moyens les plus appropriés. J'ai joint l'opium par la bouche dans quelques cas.

J'ai dit plus haut que je reviendrais sur ce qu'a écrit M. Mattei. C'est là une parole dont l'expérience ultérieure m'a montré toute l'imprudence. Quand j'ai commis la faute de la prononcer, j'avais devant l'esprit, non pas son opinion sur le fond de la maladie, mais ce qu'il dit de l'emploi du seigle ergoté comme moyen préventif. Comme j'ai eu l'honneur de vous le dire, j'ai commencé par là, et loin d'arriver aux mêmes résultats que lui, j'ai cru constater que les femmes se trouvaient mal de l'emploi de ce moyen. Il m'a paru éveiller la douleur, et il a été parfois le signal des accidents locaux. C'est au moins ce que j'ai vu, mais j'ai peut-être mal vu ; cependant je ne l'emploie plus.

Je n'ai eu que rarement recours aux bains, il y a, à l'hôpital, quelques difficultés d'application pour l'emploi de ce moyen. Il faut transporter la malade et nous ne sommes jamais sûrs qu'elle ne prendra pas froid. Un service bien entendu devrait comporter une salle de bains directement contiguë à la salle elle-même, autrement le danger surpasse les avantages possibles.

Voilà, mon cher maître, les moyens que j'ai mis en œuvre ; ils m'ont paru très utiles. Je crois leur emploi préventif indispensable, et c'est un des points pour lesquels la découverte du signe local que j'ai indiqué m'a paru surtout importante. Je ne prétends pas qu'on jugulera toujours la maladie, mais je crois fermement que j'aurais perdu plus de femmes si je n'avais pas su reconnaître aussi vite leur état de maladie. On m'opposera, je le sais, le chiffre de mortalité de mon service, mais, je le répète, ce chiffre n'a pas une valeur réelle parce que, dans la période dont je présente les résultats, j'ai souvent agi avec l'hésitation d'un novice. Enfin, tout en croyant à l'efficacité de ces moyens, j'en accepterais d'autres si on me démontrait leur supériorité, et, quels qu'ils soient, il faut encore savoir que, pour cette maladie, comme pour tant d'autres, la généralisation à l'état épidémique rendra souvent tout traitement inefficace.

Quant à la période d'infection, rien n'y fait. Empêcher sa venue, voilà le problème. Quand elle existe, pour moi, tout est fini.

Je m'arrête ici. Que de choses, mon cher maître, je dois mettre de côté sur les terminaisons de la maladie qui nous occupe, par abcès éliminés au dehors selon diverses voies ; sur les accès intermittents qu'on observe chez certaines femmes pendant la couche ; sur la néphrite sub-aiguë, qu'on constate sur plusieurs d'entre elles, et qui peut-être pourrait être rapprochée des cas d'albuminurie ; sur l'état des urines ; même sur la fièvre de lait, accident bien parfaitement physiologique et qui ne me paraît pas une dépendance de la prétendue fièvre puerpérale, et enfin sur un ou deux autres points de détails. Mais il faut finir, j'ai peut-être même abusé de votre attention.

J'avais surtout en vue d'établir ce que les faits m'avaient démontré, à savoir que la fièvre puerpérale des auteurs spéciaux n'existe pas. Je ne fais aucun doute de le croire et je n'hésite pas à le dire.

Je ne crois pas que cela soit inutile, quand on le dit les faits à la main. Je ne suis pas de ceux qui pensent qu'après une discussion, tout le monde garde toujours son opinion. C'est d'abord une remarque peu polie pour l'esprit de ceux à qui on s'adresse, que l'on suppose murés à la vérité par leur entêtement sans limites, et ensuite je crois fermement au triomphe des idées justes. Il faut quelquefois de la patience et du temps dans la lutte qu'elles ont à soutenir avant d'être acceptées pleinement, mais leur succès est assuré pour l'avenir. Ce qui est vrai a toujours le dessus et si des opinions préconçues, des positions prises cherchent à enterrer une vérité, les jeunes générations sont là pour la mettre en lumière et pour l'adopter.

Pour moi, je crois être dans le vrai. Qu'on me prouve cependant que j'ai tort, mais par des preuves et non par des affirmations, par des faits bien observés et non par des hypothèses alambiquées dans le silence du cabinet, et la doctrine que je soutiens n'aura pas de plus vif adversaire que moi. Je me suis jeté dans l'étude de ces faits pour chercher la vérité, où on me la montrera, sur ce point comme sur tout autre, j'irai, quelque pénible ou quelque compromettant que soit le chemin.

Et maintenant, bien cher maître, laissez-moi vous remercier de cœur d'avoir bien voulu recevoir ces lettres et de les avoir reçues avec la bonté que vous avez bien voulu me témoigner. Chemin faisant, j'ai différé d'opinion avec vous sur plusieurs points, et je l'ai dit ; je savais bien que je pouvais le dire, et que vous aimiez avant tout la franchise des opinions, ce gage de la franchise des amitiés. Vous avez, à propos de ces petites dissidences, redoublé les expressions de votre bienveillance avec la bonne grâce que vous savez mettre dans les manifestations de cette nature. Cela ne m'a pas étonné le moins du monde, mais je tiens à ce qu'on sache bien que vous avez agi ainsi. L'exemple est quelque peu rare et il prouve une fois de plus toute la liberté comme toute l'étendue de votre esprit, en même temps que cela m'est un honneur d'avoir été l'objet et l'occasion de cette marque de votre supériorité sur beaucoup d'autres.

Veuillez agréer, mon cher maître, avec l'expression de toute ma profonde gratitude, l'assurance de mon bien entier et bien affectueux dévouement.

Bien à vous de cœur,

BÉRIER.

Paris.—Typographie Félix Malteste et Cᵉ, rue des Deux-Portes-St-Sauveur, 22.

9 782019 323943